Aline Mercan
Illustrations de Victoria Roussel

REPRENDRE SA SANTÉ EN MAIN

JE PASSE À L'ACTE

ACTES SUD

Vous trouverez plus d'informations sur les notions marquées d'un astérisque dans la rubrique "Pour en savoir plus", p. 58. Lorsqu'elles ne sont pas référencées, les citations sont issues de propos recueillis par l'autrice.

Collection dirigée par Françoise Vernet.
Ouvrage coordonné par Agnès Galletier.

Conception graphique : Anne-Laure Exbrayat, studio graphique d'Actes Sud.
Mise en page : Anne Ambellan.

ISBN : 978-2-330-18783-5
www.actes-sud.fr

Par une multitude de petites (r)évolutions dans notre quotidien, chacun de nous a le pouvoir de construire le monde de demain. Un monde écologiquement et socialement responsable, équitable, respectueux du Vivant et en symbiose avec lui.

Face à l'urgence de cette profonde transition, nous sommes nombreux à vouloir faire notre part, à notre façon, avec nos aspirations et talents multiples, en nous faisant davantage confiance tout en restant reliés aux autres.
L'envie est là, le sentiment qu'il n'y a plus de temps à perdre aussi. Oui, mais comment faire ?

C'est pour répondre à cette demande d'outils inspirants et pratiques, pour oser passer à l'acte qu'est née cette collection. Elle s'adresse à tous : débutants ou initiés, hésitants ou convaincus. Elle aborde tous les domaines d'action possibles avec un objectif : vivre ce désir de changement, l'étayer et l'aider à aboutir. Tant sur le plan individuel que collectif.

En cinq étapes progressives, les titres "Je passe à l'acte" vous accompagnent vers une présence au monde plus significative et vous guident tout au long de votre propre (r)évolution.

SOMMAIRE

POURQUOI

J'écris cet ouvrage en contexte de covid. Toute pandémie passée ou à venir révèle les failles d'une société dans son rapport à l'environnement, mais aussi dans la gestion politique du soin. Moi, médecin qui conseille les autres et qui me suis retrouvée mobilisée en cette période critique, j'ai commencé à écrire cet ouvrage bloquée chez moi par une sciatique que j'aurais très bien pu éviter tant mon corps m'a envoyé de signaux préalables. Que nous disent toutes ces alertes ? Peut-être de reconfigurer nos priorités et questionner nos options de vie... Et si reprendre sa santé en main était une nécessité pour ne pas subir la maladie et préserver sa liberté ?

Dans la culture occidentale, le corps est séparé de l'esprit, comme s'il ne devait obéir qu'à ce dernier, relégué à un rôle de serviteur si ce n'est de robot. De plus, les mirages du transhumanisme nous font croire que le corps est une machine dont il suffit de remplacer ou d'optimiser les pièces, et non un organisme complexe aux équilibres subtils.

C'est souvent la maladie qui vient nous rappeler l'unité corps-esprit et les limites et fragilités que nous ne voulons pas entendre ni prendre en compte au quotidien. Et lorsqu'elle paraît, nous continuons souvent à être dans le déni, ou du moins à nous en remettre à d'autres, à des experts et des substances censés régler le problème en nous laissant étranger à nous-même. Dans notre société contemporaine, les systèmes de santé s'attribuent arbitrairement le pouvoir sur nos corps, ce que Michel Foucault appelle le biopouvoir[1]. Or ce pouvoir nous dépossède de notre autonomie, inféodée à une expertise dont la pertinence n'est pas toujours garantie. Outre sa non-indépendance aux intérêts économiques, la science médicale est basée sur une théorie et une méthode "biologique" qui connaît des limites. Très efficace pour comprendre l'intimité de la cellule, elle conduit aussi à des impasses réductionnistes quand il s'agit d'appréhender les réactions d'un organisme complexe, tel que celui de l'être humain, face à un environnement tout aussi complexe, en perpétuelle transformation. La médecine reflète la conception du monde d'une société. Dans toute culture elle connaît des angles

1. Le biopouvoir conceptualisé par Michel Foucault dans les années 1970 consiste en l'administration des corps visant à transformer et à améliorer la vie grâce à la science. Le biopolitique renvoie à une forme d'exercice de la gouvernance par le biais d'une médecine normative et hygiéniste basée sur la statistique. Cette forme de pouvoir s'est fortement manifestée lors de la crise du covid.

morts et dans la nôtre, en l'occurrence, elle isole les organes, simplifie les approches et bute sur la complexité de notre écosystème.

Lorsque notre santé vacille, notre premier réflexe est généralement d'avaler des produits de santé : médicaments, compléments alimentaires et autres. L'industrie du médicament a réalisé 1 203 milliards de dollars de chiffre d'affaires en 2020, soit 8 % de plus qu'en 2019 et la France est le deuxième marché européen. Si certains médicaments sauvent ou prolongent clairement des vies ou allègent nombre de souffrances, des médecins renommés, comme Philippe Even et Bernard Debré, considèrent pourtant que plus d'un tiers d'entre eux seraient inutiles[2]. Quant à l'industrie du complément alimentaire, quoiqu'à une autre échelle (mais tout de même 200 milliards d'euros en 2020), elle non plus ne connaît pas la crise, et même se nourrit des crises, avec une moyenne de 10 % de progression du marché par an*.

LA MÉDECINE MODERNE : DES RÉUSSITES MAIS AUSSI DES LIMITES

La médecine conventionnelle, malgré son discours rationnel, échoue à traiter certaines maladies et en génère aussi de nouvelles. La révolution médico-pharmaceutique a largement optimisé le pronostic et le soin de pathologies autrefois mortelles, en particulier lors de traumatismes graves, d'affections materno-infantiles, de certains cancers et de nombreuses infections bactériennes ou virales comme le sida (tempéré par l'apparition de résistances). Mais dans certaines maladies chroniques, elle se révèle peu efficace, quand elle ne surmédicalise pas. Pire, elle génère, par les effets secondaires de certains traitements, de la pathologie. Ce phénomène, appelé iatrogénie, serait responsable de 10 000 à 12 000 décès et de 130 000 hospitalisations par an, pourtant évitables dans 45 à 70 % des cas[1].

1. Selon le LEEM, www.leem.org/sites/default/files/2018-04/DP-Collectif_0.pdf.

2. Philippe Even et Bernard Debré, *Guide des 4 000 médicaments utiles, inutiles ou dangereux*, Le Cherche Midi, 2016.

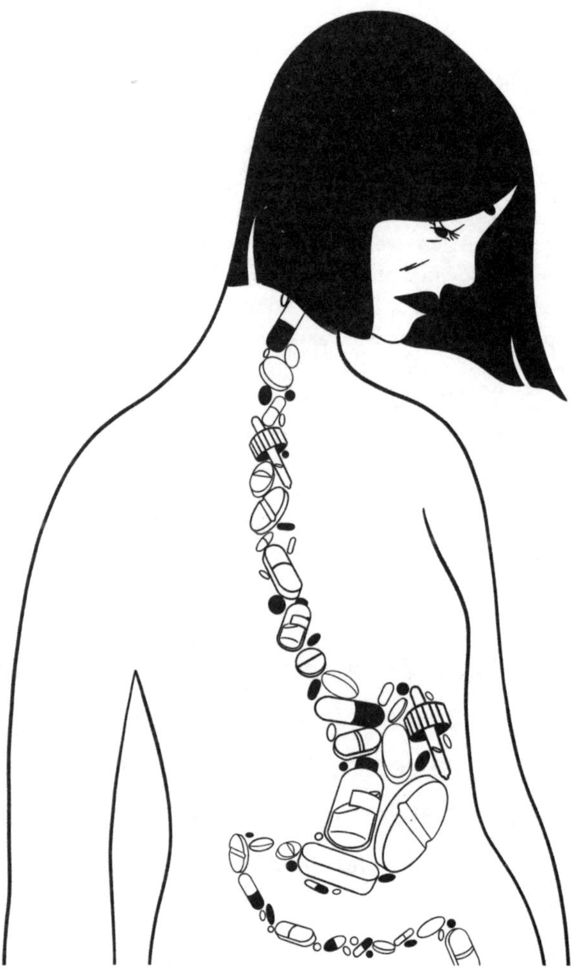

“Ce qui différencie l’homme de l’animal, c’est son goût immodéré pour le médicament[3].”
Sir William Osler, médecin

Le réflexe qui consiste à chercher la solution à tous nos maux dans une pilule, quelle que soit sa composition, est devenu une norme culturelle à interroger. Car si la médecine sauve individuellement des vies, les principaux déterminants de la santé collective ne dépendent que peu ou pas d’elle. La plupart des maladies, en particulier chroniques, sont générées par la culture qui façonne nos modes de vie, nos comportements et leurs dérives, s’exprimant dans les corps et les esprits. Nous sommes ce que nous mangeons, ce que nous respirons, ce que nous faisons ou délaissons, ce que nous percevons, ressentons, pensons, ce à quoi nous aspirons au plus profond de nos êtres. Que l’une de ces fonctions soit déséquilibrée et elle en entraîne d’autres dans de redoutables cercles vicieux. Or la société contemporaine nous éloigne de nos conditions de fonctionnement physiologique optimales. Ces dissonances, aussi appelées *mismatchs*, conduisent à la maladie. Certaines sont individuelles, d’autres collectives.

“Ce sont l’alimentation, les conditions de logement et de travail, la cohésion du tissu social et les mécanismes culturels qui jouent un rôle décisif dans la détermination de l’état de santé[4].”
Ivan Illich, philosophe

3. William Osler, *The Principles and Practice of Medicine*, D. Appleton & Company, 1892, cité par Petr Skrabanek et James McCormick, *Idées folles, idées fausses en médecine*, Odile Jacob, 1992 ; 1997. William Osler est considéré comme l’un des pères de la médecine moderne.
4. Ivan Illich, *Némésis médicale. L’expropriation de la santé*, Seuil, 1975.

Le premier de ces décalages entre nos besoins physiologiques et nos comportements se trouve dans nos assiettes. Nous mangeons trop, trop souvent et mal car trop gras, trop sucré, trop industriel*... Le rôle d'une mauvaise alimentation dans de nombreuses pathologies est prouvé : cancers, maladies cardiovasculaires, diabète (3,5 millions de diabétiques sont traités en France en 2020), surpoids et obésité, ou encore ostéoporose[5]. On sait aujourd'hui que les aliments ultratransformés, qui ont envahi les supermarchés et les assiettes, sont délétères pour le métabolisme, le microbiote et l'immunité, qu'ils favorisent l'inflammation chronique et augmentent la mortalité toutes causes confondues[6].

17 % des adultes et 4 % des enfants en France sont obèses et respectivement 47 % et 34 % sont en surpoids[7].

Autre fonction capitale pour notre santé et pourtant souvent mise à mal : notre sommeil. Selon l'Institut national du sommeil et de la vigilance (INSV), les habitants des pays industrialisés ont perdu une heure trente de sommeil par nuit depuis cinquante ans, sans parler de sa qualité. Or un sommeil perturbé altère l'immunité, le microbiote, la santé cardiovasculaire, l'humeur, le fonctionnement cognitif et l'apprentissage. Il favorise les démences, génère de l'inflammation et une appétence pour des aliments gras et sucrés*. Les écrans, qui nous accompagnent jusque dans nos lits dès le plus jeune âge, la luminosité de nos lieux de vie et notre hyperactivité cognitive dérégulent nos horloges biologiques et altèrent toujours davantage notre repos.

5. www.santepubliquefrance.fr/les-actualites/2021/le-diabete-en-france-les-chiffres-2020.
6. "Ultra-Processed Food Intake and Risk of Cardiovascular Disease: Prospective Cohort Study (NutriNet-Santé)", *British Medical Journal*, n° 365, 29 mai 2019, doi.org/10.1136/bmj.l1451.
7. Rapport du 30 juin 2021 de la ligue contre l'obésité, liguecontrelobesite.org/actualite/forte-progression-de-lobesite-en-france-en-2020.

"Laissée à elle-même, l'accélération engendrera toujours plus de souffrance et conduira à des cataclysmes[8]."
Hartmut Rosa, sociologue et philosophe

Notre respiration est perturbée par le stress, par le manque d'activité physique, ce qui dérégule notre système végétatif, celui-là même qui veille au maintien de nos équilibres internes, c'est-à-dire notre homéostasie, notre équilibre de santé*. Et la plupart d'entre nous (9 personnes sur 10 en 2020 d'après l'OMS[9]) respirent un air dont la teneur en polluants excède les limites fixées par les autorités de santé.

Pour couronner ces dérèglements de nos fonctions physiologiques essentielles, le manque de sens, l'angoisse existentielle et maintenant l'écodépression nous démotivent, nous dépriment et contribuent à ce stress chronique qui dérégule tous nos systèmes*.

Accélération, surcharge, débordement, saturation, dérégulation*... Trop de nourriture, trop d'écrans, trop de sollicitations cognitives, trop de stress, trop d'émotions, trop de réactions... et trop peu de temps pour les comprendre, prendre du recul.

Alors, que faire ? Comment échapper à cet engrenage infernal ? À l'échelle individuelle, il s'agit de renouer avec notre homéostasie, de favoriser cet équilibre global, physique et mental, dépendant de multiples systèmes de régulation interconnectés qui négocient en permanence un équilibre avec la fluctuation des influences extérieures et intérieures. Lorsque nos systèmes de régulation sont débordés, et si le déséquilibre s'installe, la maladie survient, ou s'aggrave si elle préexistait.

8. Hartmut Rosa, *Aliénation et accélération. Vers une théorie critique de la modernité tardive*, La Découverte, 2012.
9. OMS, who.int/fr/health-topics/air-pollution#tab=tab_1.

LES PILIERS DE NOTRE ÉQUILIBRE

• **Le système nerveux** comporte une partie centrale (notre cerveau conscient et inconscient) et une partie périphérique (notre moelle épinière, nos nerfs). Une composante majeure de ce système nerveux est dite “autonome” car elle gère les grandes fonctions vitales sans action volontaire. L’ensemble communique avec des messagers chimiques que l’on nomme les neuromédiateurs.

• **Le système endocrinien** est constitué d’un réseau de glandes et de tissus qui communiquent entre eux et avec tout l’organisme par des messagers internes appelés hormones. Celles-ci régulent aussi bien notre métabolisme, nos cycles sexuels, notre adaptation aux variables extérieures et l’harmonie entre les organes.

• **Le système immunitaire** est, lui, dédié à la défense de notre organisme mais aussi à la tolérance au monde extérieur avec lequel nous sommes en contact permanent par le fait de respirer, sentir, ingérer, toucher. Il nous permet de lutter contre les agressions et d’en réparer les conséquences. Il communique par des anticorps et divers médiateurs qui sont autant d’armes de dissuasion ou de lutte mais aussi de pacification. Le microbiote entraîne et régule cette armée tout au long de la vie.

Si l’espérance de vie est de 85 ans pour les femmes et de 79 ans pour les hommes en 2020, l’espérance de vie en bonne santé est de 66,5 ans chez les femmes et de 64,4 ans chez les hommes. La longévité n’est pas tout[10]...

10. drees.solidarites-sante.gouv.fr/publications/etudes-et-resultats/en-2020-lesperance-de-vie-sans-incapacite-65-ans-est-de-121-ans.

Chacun a le pouvoir d'optimiser le fonctionnement et la communication de ces systèmes qui nous permettent de rester adaptés à notre environnement. Pour cela, commençons par observer attentivement notre fonctionnement intime, enclenchons une prise de conscience de nos marges de manœuvre, tout simplement pour vivre mieux, se sentir en équilibre.

Car reprendre sa santé en main ne signifie pas ne pas mourir, refuser de vieillir ou occulter la dimension existentielle et spirituelle de la maladie. Il s'agit de mettre toutes les chances de notre côté pour atteindre et conserver la meilleure santé physique et psychique possible, selon qui nous sommes et nos conditions de vie. Afin de profiter au mieux de notre existence et nous permettre de nous accomplir pleinement, pas seulement individuellement mais aussi en faisant bouger les lignes collectivement.

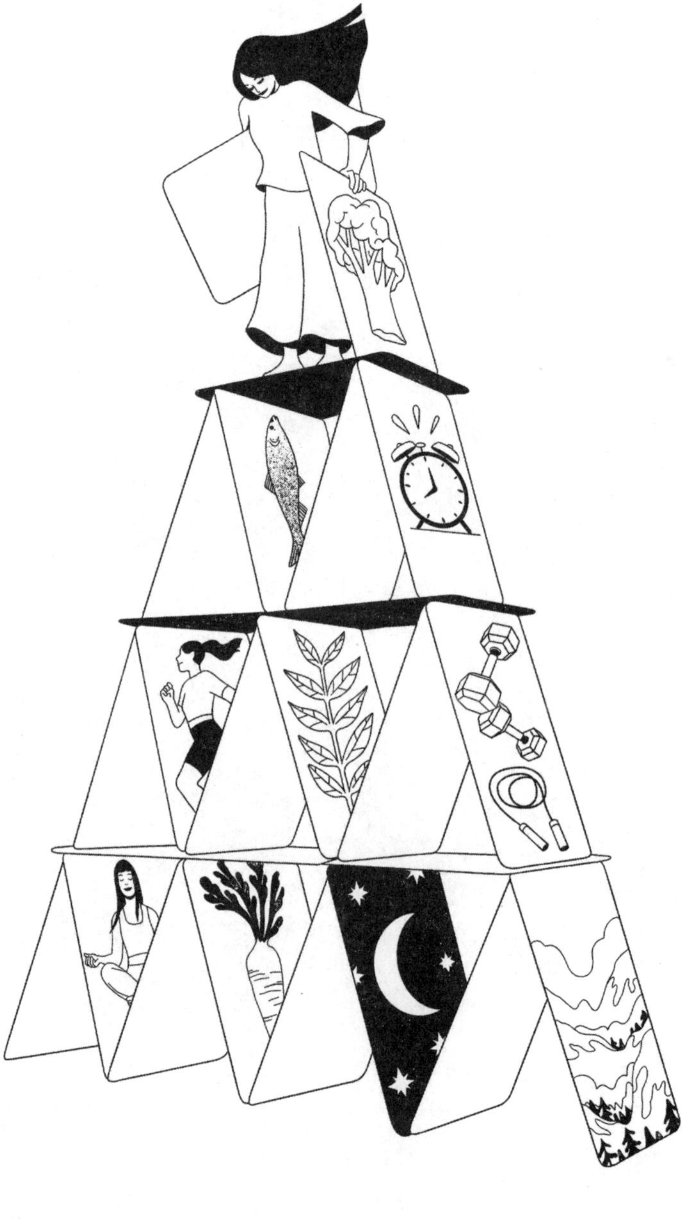

S'ENTOURER

Quand nous pensons santé, nous pensons généralement thérapeutes, des personnes formées et qualifiées pour prendre soin de nous. Le secteur de la santé compte, selon l'Insee, 122 800 professionnels en France. Et ces professionnels se sont extraordinairement diversifiés, surtout depuis l'essor des médecines dites "alternatives et complémentaires". Alors médecin, pharmacien, kinésithérapeute, ostéopathe, naturopathe, PNListe, énergéticien... Comment choisir celui ou ceux qui vont pouvoir nous aider ? Et avons-nous toujours besoin d'un professionnel ? Le premier objectif n'est-il pas d'abord de s'autonomiser et de ne recourir à leurs services que lorsque nous avons épuisé nos ressources individuelles ?

Il n'y a pas de médecine parfaite, mais la qualité de la confiance, de la relation avec le thérapeute est aussi importante, si ce n'est parfois plus, que le type de thérapie. D'ailleurs, vous avez remarqué, vous allez souvent déjà mieux sitôt arrivé dans sa salle d'attente. C'est tout à fait normal : dès que vous décidez de lui faire appel, vous vous engagez dans une démarche de soin qui mobilise chez vous des processus d'autoguérison documentés scientifiquement[1].

Votre alimentation est désastreuse ? Allez voir un nutritionniste plutôt qu'un ostéopathe. Oui, mais si en réalité vous mangez pour combler un vide affectif, alors le psychologue vous sera peut-être plus utile… Si vous voulez éviter de perdre du temps et de l'argent, je vous invite à procéder à l'inventaire de vos dissonances potentielles dans différents aspects de votre quotidien : alimentation, activité physique, sommeil, émotionnel, sens de votre vie, etc. Cette enquête peut vous aider à établir les stratégies possibles, et ainsi à trouver vos meilleurs alliés thérapeutiques sur le chemin de votre pleine santé.

La démarche paternaliste et verticale est théoriquement révolue. Un bon thérapeute apporte son expertise technique et intègre la vôtre, vous qui êtes mieux placé que quiconque pour vous connaître, afin de décider ensemble des solutions. Plus il écoute, moins il prescrit (sauf

1. L'université Harvard lui consacre un département de recherche : health.harvard.edu/mental-health/the-power-of-the-placebo-effect. Un excellent ouvrage de synthèse vulgarise les connaissances actuelles : Erik Vance, *Suggestible You: The Curious Science of Your Brain's Ability to Deceive, Transform, and Heal*, National Geographic, 2016.

en cas de conflit d'intérêts[2]) et plus il vous aide à identifier les causes. Il se réjouit de votre autonomisation. Il n'a pas toujours réponse à tout, ne vous gave pas de médications et accepte de collaborer avec d'autres en complétant son approche.

MÉDECINE TIBÉTAINE, LE MÉDICAMENT EN DERNIER RECOURS

La médecine conventionnelle effectue des diagnostics et traite des symptômes mais ne s'intéresse que pas ou peu aux causes, sociales, psychologiques ou environnementales de la maladie. Dans d'autres systèmes médicaux, comme celui de la médecine traditionnelle tibétaine, le premier conseil donné vise à rectifier nos comportements psychologiques, alimentaires et autres. Le médicament n'est proposé qu'en dernier recours. Le thérapeute se permet de ne pas soigner un patient qui refuse l'étape du changement. À l'inverse, les représentations occidentales contemporaines entraînent à tenter de résoudre tous les problèmes en avalant diverses médications, ne contribuant pas à la prise de conscience de nos modes de vie.

Des tentatives d'inventaire et de classification des thérapies complémentaires en distinguent de 115[3] à 127[4] et de nouvelles pratiques apparaissent régulièrement.

2. Pour les médecins, la "loi anti-cadeau" promulguée en 1993, renforcée depuis, est basée sur "l'interdiction des avantages accordés aux professionnels de santé par toute personne, physique ou morale". Elle a largement réduit les liens d'intérêt, surtout des généralistes. Malheureusement, elle n'a pas d'équivalent dans les thérapies complémentaires où l'intéressement des thérapeutes est largement pratiqué (pourcentage sur les ventes, voyages, repas, etc.). On espère que référentiels métiers et normes ISO mettront fin à ces influences. N'hésitez pas à interroger le praticien sur ses liens avec les entreprises sur lesquels il vous doit la transparence !
3. Rapport 480 du Sénat, 2013, www.senat.fr/rap/r12-480-1/r12-480-11.pdf. Il ne s'est pas passé grand-chose depuis au niveau des autorités de santé en France.
4. Centre belge de recherche et d'information des organisations de consommateurs.

La médecine intégrative prétend combiner médecine conventionnelle et interventions non médicamenteuses, chacune se potentialisant dans l'intérêt du patient[5]. La mise en pratique de cette théorie séduisante n'est pas aisée, car les paradigmes et les pratiques peuvent se contredire (interactions plantes-médicament, théories et explications incompatibles). Surtout, les thérapeutes connaissent mal les pratiques les uns des autres et dialoguent peu, d'autant que se jouent des enjeux économiques, de pouvoir et de légitimité scientifique mais aussi sociale. La crise du covid a été un révélateur supplémentaire de cette difficulté et des scientifiques de disciplines variées ont déploré cette occasion manquée de réfléchir aussi bien à notre modèle alimentaire qu'à nos systèmes de santé[6] en combinant les approches.

UNE MÉDECINE DÉSINTÉGRATIVE ?

Ma cousine, atteinte d'un cancer, a multiplié les recours, hélas contradictoires. La médecine conventionnelle se désintéressait du pourquoi. Le décodeur biologique qu'elle consulte alors s'obnubile sur la psychogénéalogie, le naturopathe conseille des produits chers et incompatibles avec les chimiothérapies, le magnétiseur lui assure qu'il faut juste boire de l'eau dynamisée. Chacun proclame détenir *la* vraie solution, ce qui a généré de l'angoisse comme seul résultat. Mieux vaut peu d'intervenants mais en cohérence.

5. En pratique, certains centres de santé se disent "intégratifs" parce qu'ils hébergent plusieurs types de thérapeutes, mais il est rare qu'ils travaillent concrètement ensemble. De plus, l'Ordre interdit aux médecins d'exercer avec un thérapeute non conventionnel dans le même local avec la même salle d'attente. Les "centres ressources" en post-cancer ou certains programmes d'éducation thérapeutique mettent en œuvre une intégration concrète.
6. Voir, entre autres, Anthony Fardet et Michel Duru, "L'alimentation : un atout de taille négligé dans la guerre contre le covid-19", *The Conversation*, février 2022, theconversation.com/lalimentation-un-atout-de-taille-neglige-dans-la-guerre-contre-le-covid-19-177386, et Valéry Riddle *et al.*, "When the Worldwide Response to the Covid-19 Pandemic is Done Without Health Promotion", *Global Health Promotion*, 28/2, mai 2021, doi.org/10.1177/17579759211015131.

Les chemins de la santé

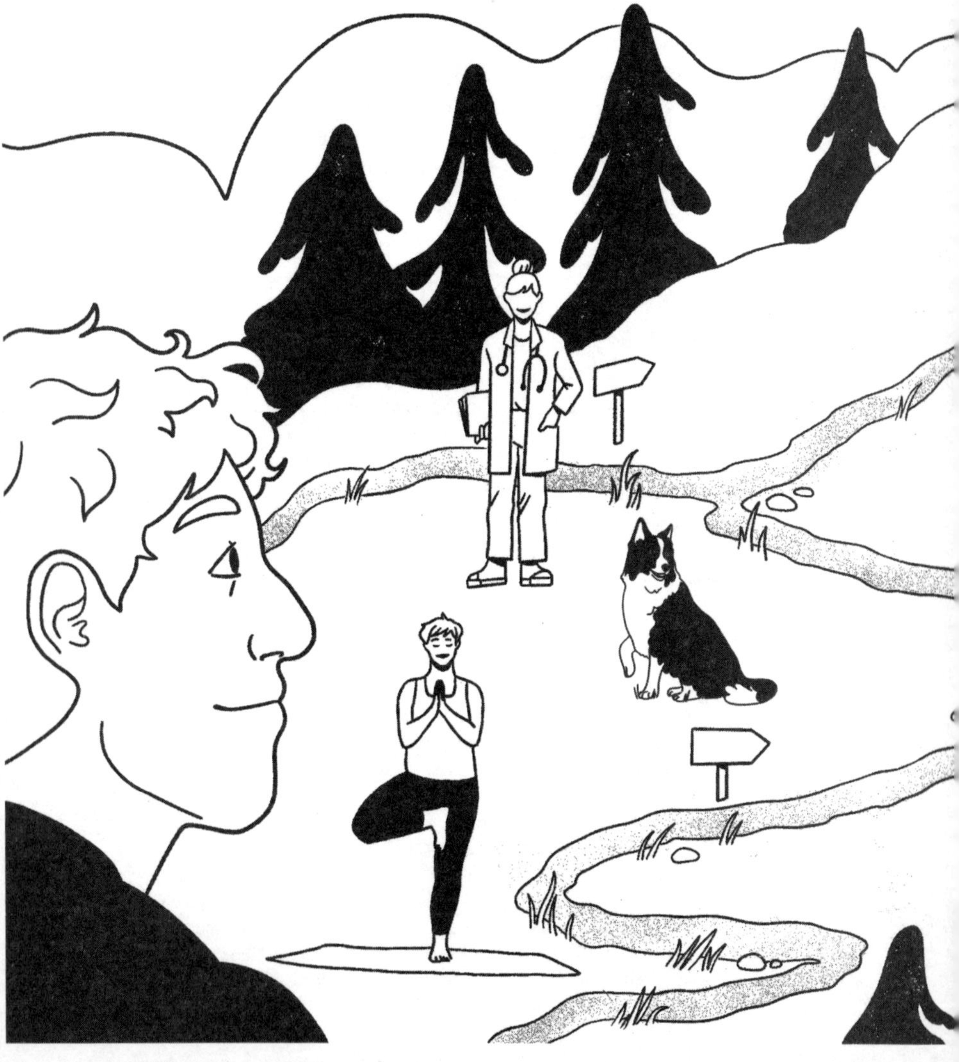

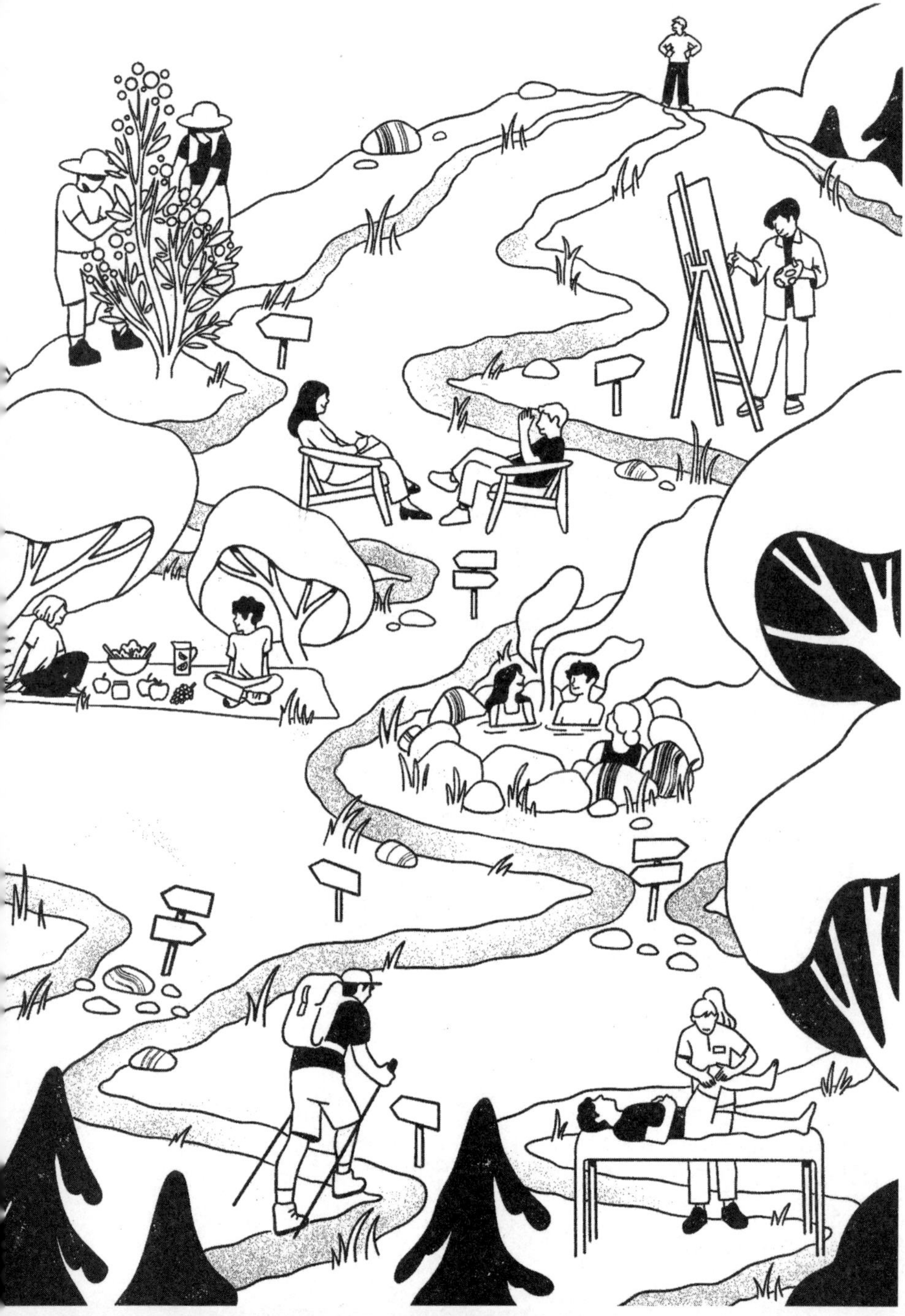

Cette démarche fait régulièrement l'objet de tentatives de normalisation : actuellement, en France, la société savante NPIS essaie de valoriser des parcours intégratifs et validés scientifiquement*. En pratique, choisissez des thérapeutes qui ont l'habitude de travailler avec d'autres courants que le leur en complément de leur approche plutôt que les partisans d'une approche exclusive, voire prétendument miraculeuse.

Votre prise de conscience concernant la gestion de votre santé et vos nouvelles pratiques médicales vont certainement interroger votre entourage. Certains proches voudront peut-être profiter de la dynamique que vous lancez. Pourquoi ne pas en faire un projet collectif et y inclure famille, amis, collègues ? Il peut s'agir de se documenter et de partager les informations, de cuisiner ou d'échanger des recettes, de pratiquer une activité physique, d'affronter une situation émotionnellement pénible, de chercher du sens, de se soutenir, voire de militer ensemble. L'interaction sociale soutenante est déjà un soin et une prévention. En recherchant et en cultivant l'empathie, la bienveillance et la confiance, tout en éliminant les relations toxiques, vous faites un pas énorme vers votre bien-être.

Il est prouvé, chez l'animal social qu'est la mouche du vinaigre, que la solidarité soigne et prolonge l'existence[7]. Même si nous avons peu d'études scientifiques[8] sur l'effet thérapeutique de l'interaction sociale soutenante, elle est bien plus qu'un support chez l'animal hypersocial qu'est l'humain. Il ne peut qu'être profitable, en particulier en cas de maladie chronique, de s'entourer d'autres malades en recherche d'autonomisation, ce qui permet de se sentir moins seul en bénéficiant d'une dynamique de solidarité et d'échanges.

7. Erika H. Dawson *et al.*, "Social Environment Mediates Cancer Progression in Drosophila", *Nature Communications*, n° 9, septembre 2018, doi.org/10.1038/s41467-018-05737-w.
8. Sylvie Dolbeault *et al.*, "The Effectiveness of a Psycho-Educational Group After Early Stage Breast Cancer Treatment: Results of a Randomized French Study", 2009, *Psycho-Oncology*, 18/647-656.

"J'ai retrouvé la confiance en la vie. Je me dis qu'il y a des choses et des personnes qui sont capables de te soutenir, il y a des lieux magiques, la nature, des maisons comme Le Chalet[9] qui te montrent que tout peut aller bien."
Isabelle, atteinte d'un cancer du sein

Ainsi, le cancer du sein a fait naître une multitude d'associations de femmes qui partagent leurs problématiques propres, se soutiennent dans les difficultés, pratiquent le sport, les soins de support, cuisinent ensemble. Des témoignages recueillis pour des données préliminaires en vue d'une étude anthropologique sont unanimes : quelles que soient les activités pratiquées, ce qui aide le plus, c'est le groupe. Une analyse certainement bonne pour la plupart des maladies chroniques, mais aussi en règle générale lorsque l'on rencontre des difficultés de santé ou une évidente nécessité de reprendre celle-ci en main. L'expérience de l'autre, le partage d'informations et de solutions possibles sont déjà un immense pas vers le mieux-être.

9. L'association À chacun son Everest* reçoit des groupes de femmes en fin de traitement de cancer du sein dans un chalet à Chamonix pour des séjours d'une semaine.

S'ÉQUIPER

On peut faire beaucoup avec peu : quelques outils pour comprendre nos dissonances, des informations fiables et applicables orientant vers les bonnes solutions, des achats basiques allant d'équipements de sport à des aliments de qualité. Certes, il faut aussi un peu de temps, de lucidité et de la motivation, au moins pour commencer. Nous verrons plus loin comment gérer les inévitables fluctuations de cette dernière dans le temps. Mais heureusement, pour soutenir votre démarche naissante, les effets des premières bases de reprise en main de votre santé ne tarderont pas à se faire sentir.

Nous voyons très bien les erreurs des autres, mais s'avouer ses propres faiblesses est plus difficile. Des outils simples peuvent aider aux nécessaires prises de conscience, dans les différents domaines de votre santé, à commencer par la base – les incontournables que sont l'alimentation, le sommeil, l'activité physique, les émotions, le sens. Cela vous invite à une "recherche-action", car en réfléchissant, en vous entourant et en vous équipant pour agir, vous êtes déjà en train d'agir !

Ainsi, pour l'alimentation, notez ce que vous mangez, buvez, grignotez pendant une semaine type sur un tableau : il vous indiquera de lui-même les ajustements auxquels procéder, mais si l'évidence ne vous saute pas aux yeux, vous pouvez le comparer aux principes du régime méditerranéen, dit "crétois*", le plus puissant de tous, afin de discerner ce qui ne fonctionne pas en termes de quantité ou d'équilibre alimentaire. Demandez-vous aussi si vous mangez quand vous avez faim ou pour d'autres raisons, à quel moment de la journée, à quel rythme, dans quelles conditions et comment se déroule votre digestion. Avez-vous un rapport de dépendance à l'alimentation ? Mangez-vous ce qui vous plaît ou ce qui plaît à votre entourage ?

Passons au sommeil : est-il suffisant en quantité et en qualité pour permettre l'indispensable *reset* nocturne de toutes les grandes fonctions* (immunité, métabolisme, cognition, etc.) ? Si ce n'est pas le cas, interrogez votre état de tension, votre consommation d'excitants, votre usage d'écrans ou vos stimulations cognitives de fin de journée, sans oublier la lourdeur ou l'horaire de votre repas du soir. Si le résultat de cette enquête n'est pas limpide, vous pouvez remplir un agenda du sommeil[1] avec vos horaires de lever, de coucher, vos périodes d'insomnies et les événements de la journée qui pourraient y contribuer. De nombreux troubles du sommeil s'améliorent en reprogrammant certaines (mauvaises) habitudes, en privilégiant la relaxation de fin de journée, sans même passer par un médicament*.

Concernant l'activité physique, interrogez-vous sur sa régularité. Est-elle source de bien-être ou de contrainte ? Combien de pas faites-vous par jour ? Quel type d'activité physique auriez-vous

UNE LISTE DE COURSES, UNE CASSEROLE, QUELQUES RECETTES

Il n'y a rien de très compliqué à se procurer pour changer son alimentation... Seulement l'énergie pour remettre en question des habitudes acquises, souvent par facilité. L'objectif essentiel est d'acheter des aliments bruts, aussi frais que possible et simples à transformer. Sans oublier de réapprendre à lire de façon critique les étiquettes des produits[1]. On ressortira une casserole, une poêle, un économe et se dotera de quelques recettes rapides, simples et faciles d'accès. En mémorisant ainsi quelques plats savoureux, déclinables en toute saison pour un prix modique, le peu de temps passé en cuisine sera rapidement très profitable.

1. On peut s'aider de l'application Yuka, qui n'est toutefois pas assez précise. Le Nutriscore est très critiquable, mais le score Siga permet de connaître le degré de transformation des aliments.

"Si tu ne prends pas les nourritures comme médicament, tu prendras les médicaments comme nourriture."

Un patient diabétique

1. Disponible en ligne sur le réseau Morphée : reseau-morphee.fr/wp-content/uploads/2009/01/agenda_2p.pdf.

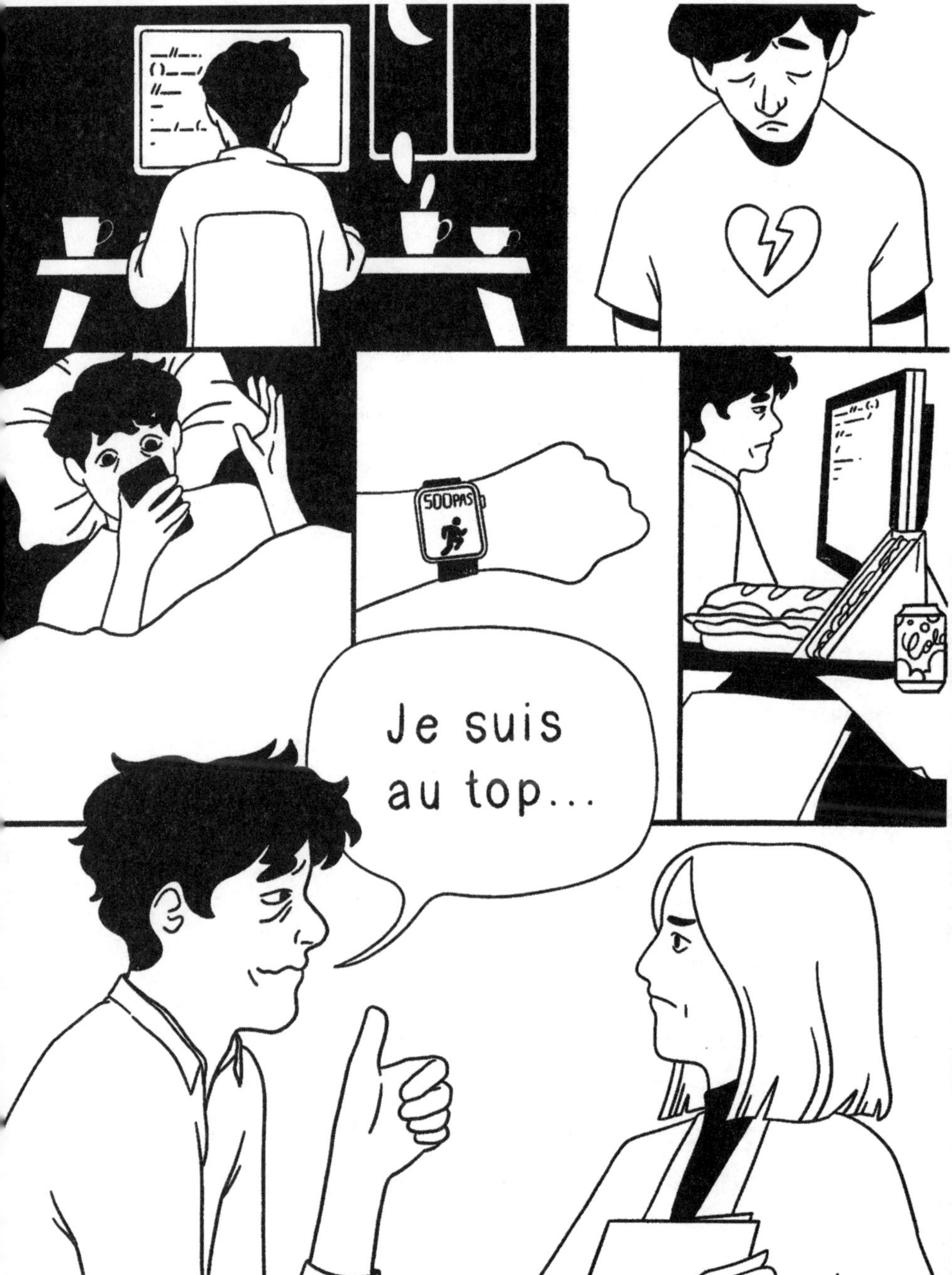
500PAS
Cola
Je suis au top...

DES OBJETS CONNECTÉS POUR S'ÉVALUER PHYSIQUEMENT

Sans sombrer dans l'attrait du geek, et avec quelques réserves sur l'usage fait de nos données de santé, certains objets connectés nous aident à reprendre conscience de ce que font ou ne font pas nos corps, trépidants et sédentaires à la fois. Montres et bagues révèlent le nombre de pas effectués, le dénivelé ou la distance parcourus et même nos rythmes respiratoires et cardiaques. On peut facilement s'en passer, sans être un dinosaure, avec un simple podomètre ou une carte IGN. D'autres objets sont aussi utilisés à des fins thérapeutiques[1], essentiellement dans le champ de la douleur.

1. Il existe ainsi des bracelets stimulant la production d'endorphines, des appareils émettant des ondes électriques antalgiques ou des lunettes de réalité virtuelle apaisant les sensations douloureuses.

plaisir à pratiquer ? Vous accordez-vous le temps de la pratiquer et sinon, pourquoi ? Comment respirez-vous et en prenez-vous seulement le temps ? Nos contemporains n'utilisent plus leur diaphragme pour assurer une respiration calme et ample. Celle-ci favorise la circulation veino-lymphatique, désacidifie l'organisme et équilibre le système nerveux autonome en réduisant le stress et ses conséquences*. Prendre conscience de sa façon de respirer peut se faire en focalisant simplement l'attention sur notre rythme et notre qualité de respiration, pendant quelques minutes, une main sur notre diaphragme pour s'assurer que nous l'utilisons bien. L'effet de bien-être est immédiat.

Une légende urbaine tenace prête à l'OMS la recommandation de réaliser 10 000 pas par jour. Le consensus est autour de 6 000 minimum, soit trente minutes de marche environ.

Enfin, l'état émotionnel, parfois principal artisan du mal-être, est à systématiquement interroger lors de votre enquête : quels sont les facteurs qui le perturbent et quel est votre pouvoir d'agir sur lui ? Comment faites-vous pour gérer vos frustrations ? Où en êtes-vous de votre vie personnelle et professionnelle ? Avez-vous encore des idéaux et des envies ? Quels sont vos plaisirs dans l'existence et tout simplement dans une journée ? Quelles valeurs restent importantes pour vous ? Vous arrive-t-il de vous ennuyer ou simplement de laisser votre esprit vacant[2] ? Il existe des questionnaires, souvent proposés par des laboratoires, qui évaluent l'état de nos neuromédiateurs, mais ils sont souvent un outil pour proposer des pilules et non questionner le sens. À vous de les réorienter positivement.

"BUG HUMAIN" ET QUÊTE DE SENS[1]

Dans notre société mondialisée, l'hyperactivité et l'émotion permanente sont devenues des finalités en soi, nourrissant l'hyperconsommation qui pérennise le capitalisme échevelé. Nous stimulons en permanence, à l'aide de leviers les plus variés (jeux, écrans[2], drogues, alcool, émotions, etc.), nos centres du plaisir pour une satisfaction aussi rapidement atteinte que subitement éteinte, qui nous laisse vides. Cette perte de sens nous pousse à les actionner à nouveau pour apaiser notre angoisse. Ce cercle vicieux serait à l'origine de notre incapacité individuelle et collective à modifier nos modes de vie délétères*. Si nous voulons sortir de l'excès, du manque et de l'absurdité ressentie à ne vivre que pour des stimuli consommatoires, il faut pourtant regarder en face cette carence de sens et ses piètres compensations qui finissent par créer souffrance individuelle et destruction globale.

1. *Dans Le Bug humain* (Robert Laffont, 2019)* et *Où est le sens ?* (Robert Laffont, 2020)*, Sébastien Bohler, neurobiologiste, montre comment la recherche de récompense et de sens, héritée du Paléolithique, façonne nos comportements actuels pour le meilleur et pour le pire.
2. On décrit maintenant des addictions au smartphone ou aux séries télé dites *binge watching*, aggravées par les confinements.

2. Suspendre la pensée permet l'activation de certaines zones du cerveau dites "réseau par défaut" (RD) qui favorise la créativité et la conscience de soi.

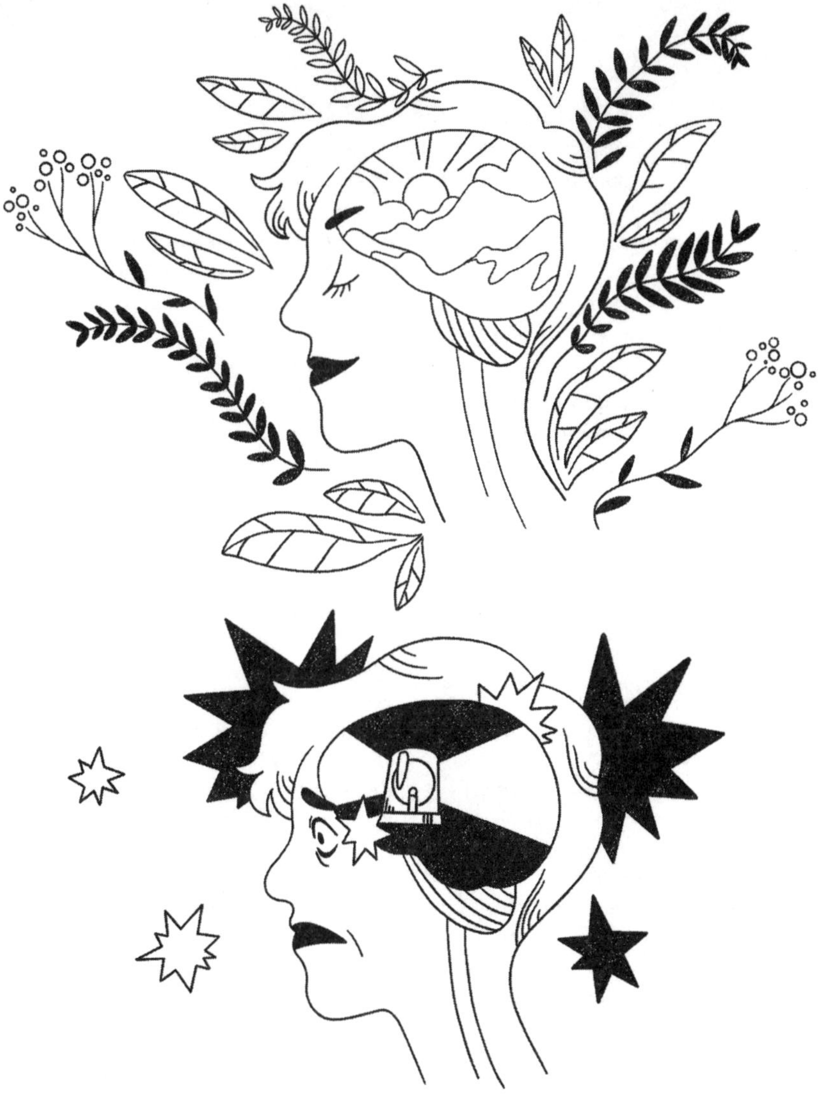

Lorsque notre environnement devient absurde et imprévisible, le cortex cingulaire, une petite structure située derrière le lobe frontal, s'active et met l'individu en situation de stress chronique.

Une fois les bases de votre propre santé posées, quelle place reste-t-il pour le médicament, les médecines conventionnelles ou douces* ? Lorsque vous reprenez en main vos fondamentaux, vous n'aurez que peu ou pas besoin de pilule miracle. Vous vous épargnerez ainsi effets secondaires, inefficacité probable, interactions médicamenteuses, mais aussi retard à la mise en œuvre de décisions salvatrices ! D'autant que votre suradaptation artificielle à une situation qu'il faudrait changer représente un budget santé qui pourrait être mieux utilisé : vacances, loisirs, équipement sportif, aliments sains...

"Pour créer son propre paradis, il faut puiser dans son enfer personnel[3]."
Frida Kahlo, peintre

En revanche, vous vous interrogez peut-être sur le soutien que pourraient apporter les compléments alimentaires (CA) à votre démarche santé. Beaucoup moins encadrés et traçables que les médicaments, car ils ne sont pas censés avoir d'effet thérapeutique, les CA sont plus de 50 000 à circuler dans l'Union européenne avec 1 300 demandes d'homologation de nouveaux produits déposés à la DGCCRF chaque mois. Ces produits complètent en théorie un régime alimentaire qualifié de "normal" – la *junk food* étant devenue une normale statistique, elle rend effectivement ces produits nécessaires. À l'inverse, une alimentation saine et nutritive ne les rend utiles que dans de rares circonstances. Ce qui est préférable, les CA pouvant être à l'origine de surdosage, de toxicité et d'interactions médicamenteuses.

3. Rauda Jamis, *Frida Kahlo*, Actes Sud, 1995.

QUELS COMPLÉMENTS ALIMENTAIRES (CA) SONT NÉCESSAIRES* ?

Certains CA restent indispensables du fait de nos modes de vie. Ainsi, nous ne vivons plus à l'extérieur et la vitamine D est normalement synthétisée par la peau exposée au soleil. Il est donc, pour la plupart d'entre nous, nécessaire de se complémenter. Le magnésium, que nos organismes consomment peu normalement, est utilisé en excès en situation de stress. Le zinc s'avère utile pour soutenir le système immunitaire et la production de glutamine, un acide aminé profitable à des systèmes digestifs hyperperméables. Les probiotiques peuvent, eux, aider à améliorer temporairement notre microbiote, mais il est plus efficace d'intégrer des aliments fermentés autoproduits à vos menus. Donc oui, quelques CA sont utiles à votre santé[1]. Cependant, "l'effet matrice" fait que l'activité biologique de nombre d'entre eux est différente des mêmes minéraux, vitamines, acides gras ou probiotiques contenus dans les aliments car ceux-ci leur offrent un entourage cohérent, reconnu par l'organisme*. Priorité donc à une alimentation saine et un recours ciblé et professionnalisé à ces produits, auprès de praticiens et de fournisseurs sensibilisés à la dimension environnementale et éthique de leurs pratiques[2].

1. Certains méritent même d'être dosés avant d'être conseillés : vitamine D, fer, cuivre, zinc, sélénium en particulier.
2. Le marché des CA à base de plantes est en constante augmentation et se fournit à 80 % en plantes sauvages donc bon marché, collectées par des cueilleurs de pays pauvres, mal payés. La qualité finale s'en ressent et, de plus, on estime que, du fait de cette surexploitation, 20 % au moins des plantes médicinales sont menacées d'extinction à court terme, même si elles sont cultivées. Ce marché peu éthique devrait se réformer, avec une loi à venir sur l'impact environnemental de ces produits.

Quelques ouvrages et sites utiles sont proposés, mais il en existe une multitude et on ne sait pas toujours comment s'y repérer. En général, favorisez l'auteur ou le site qui n'a rien à vendre ou qui affiche clairement ses liens d'intérêt, l'auteur ou le formateur qui a l'expérience du soin, car nombre de prosélytes en santé n'ont jamais suivi le moindre patient. Si on vous propose d'emblée une solution simple et miraculeuse à une problématique complexe, c'est que deux qualités manquent : l'humilité et le réalisme.

SE LANCER

Vous avez identifié vos dissonances ou commencez à mieux les cerner, mais pour vous lancer vraiment il va falloir prioriser ce qui est le plus urgent à modifier, ou ce que vous pouvez modifier le plus facilement, ce qui vous encouragera à aborder les questions plus délicates. C'est un peu comme un jeu de cartes, il faut abattre vos atouts au bon moment. Faites seul ce que vous pouvez et entourez-vous de professionnels adaptés à vos besoins pour vous aider à identifier et accompagner ce qui résiste le plus au changement en vous.

Si ce n'est pas limpide dans votre esprit, posez par écrit ce vers quoi vous voudriez tendre, les moyens que vous pourriez utiliser, les soutiens que vous pourriez solliciter, ainsi que les obstacles que vous risquez de rencontrer et les solutions à y apporter. Le but de la démarche est de se fixer des objectifs raisonnables et réalistes, en composant avec les résistances, les vôtres, mais aussi celles de votre entourage et celles de la société. Procédez par étapes dans les changements, ne cherchez pas à réformer toutes vos habitudes en une semaine, sauf si vous avez l'âme révolutionnaire !

Pour l'alimentation, laissez à vous-même, à votre tube digestif, votre organisation, votre entourage, le temps de changer. Mieux vaut modifier une alimentation durablement en progressant sur une année, que tout bouleverser instantanément et craquer pour du pop-corn et un hamburger au bout de quelques jours. Ainsi, alors que je bombardais une patiente de conseils alimentaires, dont les cinq portions quotidiennes de fruits et légumes alors qu'elle en mangeait deux par semaine, elle fondit en larmes : "Je n'y arriverai jamais !" En consommer une par jour lui paraissait faisable. Ce qui a permis de passer progressivement à deux portions, puis trois...

Le second point capital sur lequel vous lancer à votre rythme pour reprendre votre santé en main est l'activité physique*. L'objectif est de la pratiquer le plus régulièrement possible, dans votre quotidien, et d'y ajouter des activités sportives qui vous plaisent car elles permettent de développer la concentration, l'endurance, le sens du collectif ou la connexion à la nature. À vous d'identifier celles qui vous conviennent le

“Le classement des formes, des fonctions organiques et des régimes a montré d’une façon évidente que la nourriture normale de l’homme est végétale[1].”

Charles Darwin, naturaliste

MANGER SAINEMENT, C’EST SIMPLE* !

Commencez par quelques règles simples comme prendre du temps pour mastiquer et conscientiser ce que vous mangez, sans être absorbé par votre tablette ou la télévision. Ensuite, appliquez la règle d’or des 3 V[1] : mangez Végétal, c’est-à-dire au moins cinq portions par jour, et si possible plus encore, en comprenant fruits, légumes, légumineuses, fruits à coque. Le second V est pour Varié et le troisième celui de Vrai, c’est-à-dire des produits de saison, frais, bruts et cuisinés simplement soi-même, en fuyant les plats industriels et ultratransformés. Privilégiez l’index glycémique bas en supprimant les sucres rapides (sucreries, sodas, pain blanc, riz blanc, etc.) et en vous tournant vers les sucres lents et les fibres des légumineuses, céréales complètes, légumes. Enfin, préparez vous-même et mangez des aliments fermentés pour votre microbiote et augmentez les acides gras oméga 3 en diminuant les oméga 6[2]. Avec ces simples règles, vous bénéficierez d’une alimentation santé savoureuse apparentée au fameux régime crétois. Vous pourrez affiner cette base avec un professionnel, selon votre problématique.

1. Anthony Fardet, *Pourquoi tout compliquer ? Bien manger est si simple*, Thierry Souccar Éditions, 2021.
2. Les oméga 3 sont présents dans les noix, les graines de lin, de cameline, de chanvre, de colza et leurs huiles, dans les légumes à feuilles, les petits poissons gras et les œufs de poules pastorales ou nourries avec un complément de lin. Les oméga 6 sont majoritaires dans les huiles de tournesol, d’arachide et de palme.

1. Charles Darwin, *L’origine des espèces au moyen de la sélection naturelle ou la lutte pour l’existence dans la nature*, C. Reinwald, 1876.

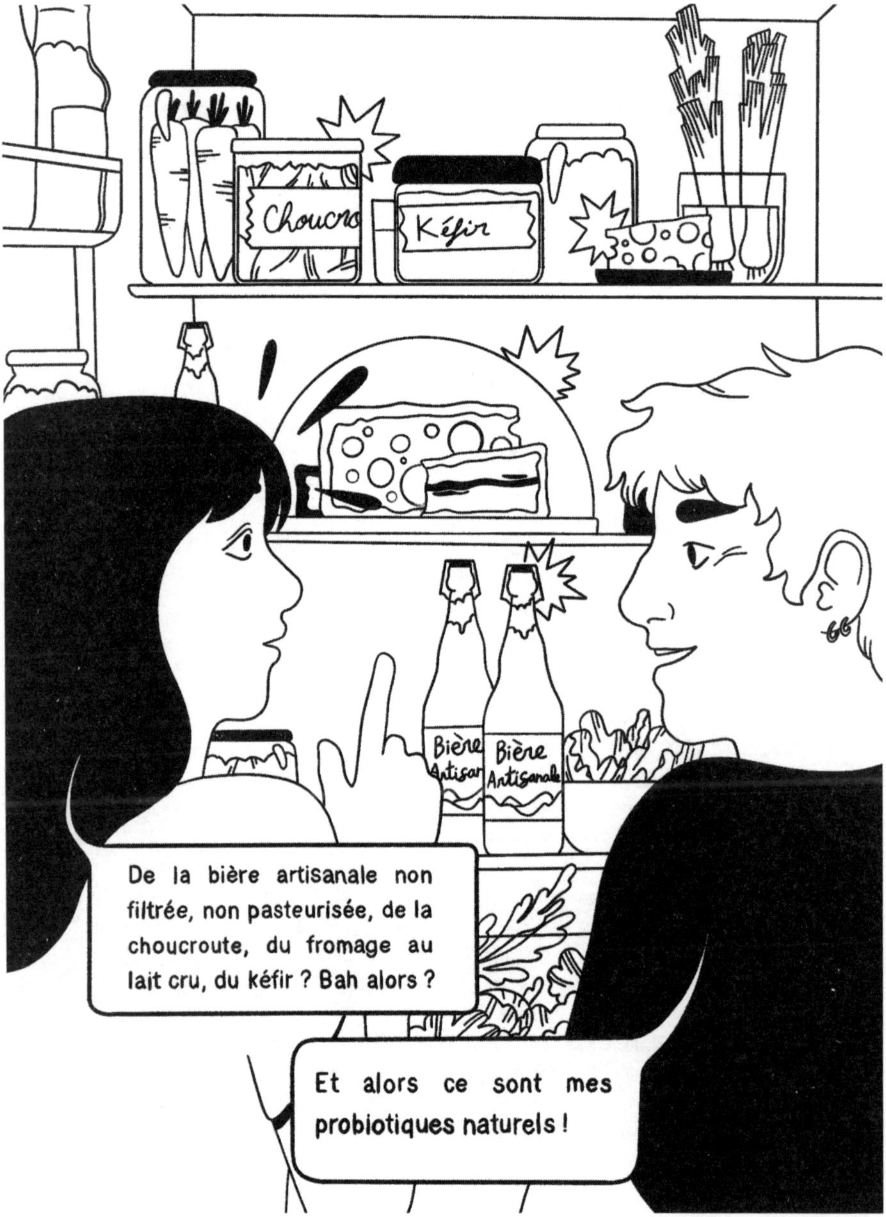
Choucro
Kéfir
Bière Artisan
Bière Artisanale
De la bière artisanale non filtrée, non pasteurisée, de la choucroute, du fromage au lait cru, du kéfir ? Bah alors ?
Et alors ce sont mes probiotiques naturels !

"Ceux qui pensent ne pas avoir le temps de faire de l'exercice devront bientôt trouver du temps pour la maladie[2]."

Joey Adams, humoriste

mieux, qui sont faciles à mettre en œuvre et qui vous donnent tout simplement du plaisir. Pour certains, la pratique en solitaire, en silence, à son rythme, sera la plus équilibrante. D'autres se sentiront davantage motivés si la pratique d'un sport se combine avec la convivialité.

Le sommeil est une priorité dont vous avez pris conscience par l'observation de vos éventuels dysfonctionnements*. Vous avez réussi à comprendre vos besoins en temps et en qualité de sommeil, et le préserver passe souvent, là encore, par des mesures simples au quotidien.

BOUGER, MAIS COMMENT ET OÙ ?

On peut commencer par se rappeler que nous avons des capacités physiques inutilisées en pétrissant une pâte ou en remontant un volet à la main, en abandonnant l'ascenseur pour l'escalier, en marchant pour les petits trajets. Il est prouvé qu'avoir un chien améliore l'état cardiovasculaire en obligeant à marcher et, de plus, stimule les sécrétions de neuromédiateurs du bien-être. Il existe des salles, des clubs, des fédérations et même du sport sur ordonnance[1] : l'APA, activité physique adaptée, considérée comme une intervention thérapeutique à part entière en cas de maladie chronique. Enfin, bouger dans la nature apporte des effets propres à cet environnement : amélioration de l'immunité, diminution des ruminations psychologiques, rééquilibrage du système végétatif[2].

1. sport-ordonnance.fr.
2. Michel Le Van Quyen, *Cerveau et nature. Pourquoi nous avons besoin de la beauté du monde*, Flammarion, 2022.

2. Fred R. Shapiro (dir.), *The Yale Book of Quotations*, Yale Universtiy Press, 2006. Traduction de l'autrice.

PETITS COUPS DE POUCE AU SOMMEIL

Si ces différentes mesures ne suffisent pas, ou pour accompagner un sevrage en tranquillisants, vous pouvez vous aider temporairement de phytothérapie*. Ainsi valériane, passiflore, aubépine, agripaume, tilleul, coquelicot, escholtzia sont-ils proposés sous diverses formes (extraits secs en gélules, alcoolatures, tisanes, etc.). De même, vous pouvez vous tourner vers l'homéopathie, en utilisant par exemple le *Coffea cruda*. La mélatonine peut être utile, particulièrement dans les désynchronisations de type *jet lag*, seule ou en association avec des plantes. Pour bien utiliser ces produits, n'hésitez pas à vous faire conseiller par un praticien formé. Enfin, la sieste courte* (15-20 minutes), surtout en cas de sommeil nocturne peu réparateur, est un facteur de récupération et de santé, en particulier cardiovasculaire, dont nous devrions retrouver l'art.

Mangez tôt le soir, en quantité raisonnable, sans trop de protéines, en suivant les principes de chrononutrition[3]. Même si cela est difficile de nos jours, éteignez tous les écrans au moins deux heures avant le coucher. Cela vous motivera de savoir qu'en plus de perturber le sommeil, ils augmentent les prises alimentaires. Dans la chambre, adoptez des lumières douces et évitez d'y travailler. Les activités et substances excitantes sont plus adaptées au matin. En revanche, s'étirer, écouter une musique douce et pratiquer la cohérence cardiaque[4] avant le coucher, sans oublier le plaisir de lire, sont des atouts majeurs.

Parmi les bonnes résolutions santé, l'émotionnel est certainement le plus difficile à gérer car les résistances sont multiples, depuis la pression sociale jusqu'à celles de l'inconscient, plus ou moins accessibles. Les changements pour l'inconnu sont angoissants et les dépendances

3. Le moment où l'on mange est aussi important que ce que l'on mange. Protéines et lipides sont mieux utilisées le matin et à midi. Un peu de glucides lent le soir favoriserait la synthèse de sérotonine. Manger tard favorise le stockage.
4. Technique contrôlant temps d'expiration et d'inspiration, permettant de rééquilibrer le système végétatif.

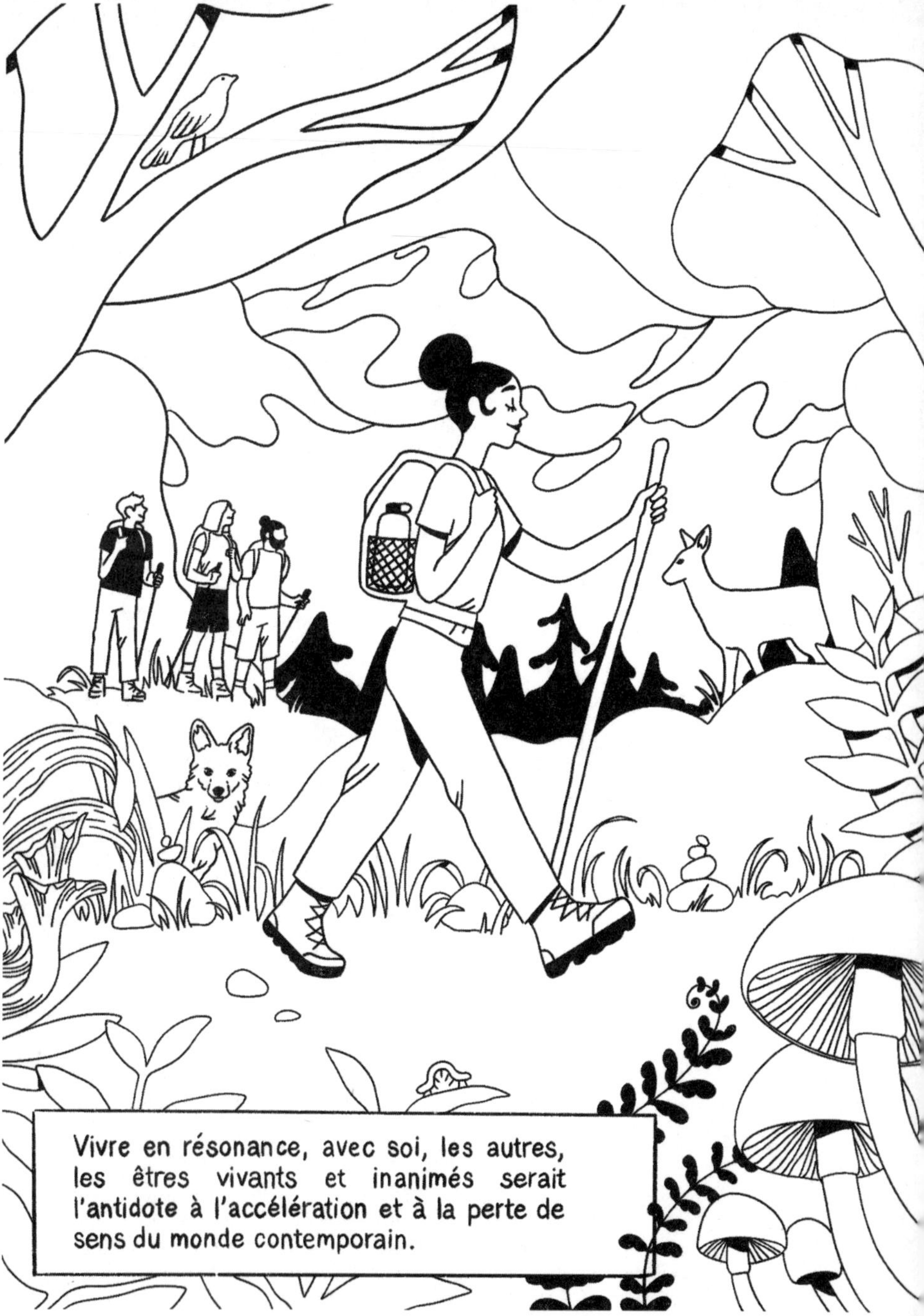
Vivre en résonance, avec soi, les autres, les êtres vivants et inanimés serait l'antidote à l'accélération et à la perte de sens du monde contemporain.

RECONNECTER CORPS ET ESPRIT

La pratique régulière d'activités psychocorporelles (telles que yoga, taï-chi-chuan, méditation, etc.), mais aussi une retraite spirituelle, une marche dans la nature*, un pèlerinage, un jeûne permettent d'entretenir ou d'accéder à une meilleure conscience de soi tout en harmonisant son rapport au corps*. Pratiquer des exercices respiratoires comme la cohérence cardiaque permet de diminuer le niveau de stress au quotidien. Se détendre sans écran ou pratiquer une activité qui mobilise l'attention (marcher en conscience, calligraphier, chanter, jouer d'un instrument, etc.) est tout aussi utile qu'une méditation. Enfin, lister trois voire cinq plaisirs simples que l'on peut s'accorder par jour permet de sortir du "il faut, je dois" permanent, sans créer de nouvelle addiction.

nombreuses, à une substance, à un comportement, ou à une personne, à sa propre identité et à sa place en société. Interroger notre état émotionnel et prendre du recul est déjà une manière d'agir pour ne pas être sous son emprise, potentiellement dévastatrice. C'est un cheminement en soi, car nos émotions changent en fonction de ce que nous vivons et il est difficile d'appliquer des recettes miracles. Ainsi la réflexivité est-elle davantage une attitude, un outil que l'on tente toujours d'améliorer, plutôt qu'un moyen.

Gérer l'émotionnel pour ne plus être envahi par des tensions ou des pensées négatives, c'est aussi prendre des décisions plus ou moins faciles. Car, au-delà de nos réactions à des événements ou des échanges au quotidien, le champ émotionnel s'applique à l'ensemble de notre vie, de nos choix passés et à venir, tels que la personne avec laquelle nous vivons, notre travail, notre lieu de vie... Choisir aujourd'hui de voyager ou au contraire de se reposer, de se consacrer à ce que l'on aime et que l'on a négligé, d'entamer une démarche spirituelle... Tout dans votre vie interroge votre place au monde et donc votre sentiment de complétude, de cohérence, de réalisation*.

Tout est lié. S'interroger sur son alimentation, son sommeil, son activité physique ou son état émotionnel revient à ouvrir tous les tiroirs de ce qui forme nos vies et que nous ne pensons pas à relier. "Relier" est le vrai mot, après "comprendre", ce que des penseurs aussi différents que Konrad Lorenz, Hartmut Rosa ou Sébastien Bohler* ont formulé comme notre seule chance de salut, individuel et collectif. Il viendra de notre capacité à refaire du lien et à entrer en résonance* avec la Nature, avec l'autre, avec nous-même. Et de notre capacité à nous changer individuellement et collectivement.

"La marche permet de faire coïncider l'âme, le corps et le monde[5]."

Frédéric Gros, philosophe

5. Propos recueillis par Philippe Nassif dans *Philosophie Magazine*, 18 septembre 2012.

TENIR BON

Les changements de vie ne se font pas de façon linéaire. Plus les habitudes sont ancrées ou les obstacles importants, plus les rechutes sont probables. Ne désespérez pas, elles sont des étapes de cette dynamique, et non des échecs définitifs. Et il y a diverses manières de les surmonter et de tenir bon.

Ceux qui révolutionnent leur hygiène de vie du jour au lendemain et tiennent sur la durée sont des exceptions et non la règle. Il n'est pas rare qu'ils soient passés très près d'une catastrophe, avec une maladie grave le plus souvent, qui leur a fait comprendre dans l'urgence la nécessité d'un changement profond et durable. D'autres y parviennent une fois arrivés au terme d'une réflexion, parfois longue, les préparant à l'action, même si celle-ci n'est pas exempte de difficultés. Et vous, où en êtes-vous ?

Prendre sa santé en main est donc un processus dynamique avec des épisodes et des rebondissements. Il s'agit de négocier au long cours entre indulgence et exigence vis-à-vis de soi-même. Annoncez vos objectifs à votre entourage. Faites le tri entre les personnes qui vous soutiennent et celles qui vont tout faire pour vous faire craquer parce que vous les renvoyez à leurs propres points faibles. Si votre entourage est carrément un obstacle au changement, n'hésitez pas à faire appel à un professionnel qui vous soutienne sans vous culpabiliser. Adoptez temporairement des stratégies d'évitement des situations à risque de rechute, le temps de créer de nouvelles habitudes, il sera ensuite plus facile de tenir face à la tentation. Mais en cas de rechute, ne dramatisez pas, mieux vaut parfois s'accorder des dérapages "contrôlés", plutôt que de prétexter le moindre écart pour déclarer l'abandon total de toute résolution.

Votre sommeil se dégrade, refaites un agenda du sommeil qui vous révélera quelles mauvaises habitudes (écran, travail, lumière) sont reprises. Votre alimentation se déséquilibre, remplissez à nouveau un

GÉRER UN DÉRAPAGE

Parfois on perd insensiblement ce que l'on a gagné sans en prendre conscience : un carré puis une demi-plaque de chocolat par-ci, un puis plusieurs verres d'alcool par-là, une semaine sans activité physique, deux heures d'écran le soir pour des mails en retard. N'attendez pas que les premiers symptômes de déséquilibre s'installent. Si la lucidité ou la volonté vous manquent, réutilisez les outils de diagnostic du départ. Précisez les circonstances des "lâchages" et identifiez les obstacles, car c'est en les comprenant qu'apparaîtront les solutions. Ces outils vous révéleront aussi les progrès accomplis, ceux que vous aurez soin de capitaliser. Valorisez vos réussites, dédramatisez vos échecs : lucide mais pas coupable !

questionnaire et identifiez les difficultés et leurs raisons : vous n'aimez pas un aliment recommandé comme le poisson gras, remplacez-le par des œufs étiquetés "oméga 3" ; vous n'avez pas le temps de cuisiner des recettes à index glycémique bas qui vous faisaient rêver, cherchez-en de plus simples ; votre mari ne veut pas de légumes, apprenez-lui à cuisiner ses pâtes tout seul. Au besoin, faites-vous aider par un nutritionniste dont le regard extérieur sera toujours très utile.

Vous ne marchez que 1 200 pas par jour ? Achetez-vous un vélo ou renoncez enfin à l'ascenseur et à la voiture lorsque c'est possible... Et pourquoi pas une prescription de sport, *via* votre médecin ?

Vous êtes émotionnellement instable car vous ne pouvez vraiment pas matériellement quitter un emploi ou un conjoint toxique dans l'immédiat, faites-vous aider par votre entourage et/ou un professionnel pour tenir bon et gérer malgré tout votre état émotionnel en attendant de pouvoir faire évoluer la situation. L'alcool est subrepticement revenu dans votre vie, notez dans un carnet combien de verres vous consommez et quelles circonstances le favorisent pour prendre les bonnes décisions telles que l'information de

Le modèle de Prochaska

Il décrit les étapes d'un sevrage ou d'un changement majeur d'habitudes de vie. Il comporte des phases possibles de stagnation ou de rechute. Il est toutefois rassurant car, plusieurs tentatives pouvant être nécessaires, un échec, même décevant, n'a rien de définitif.

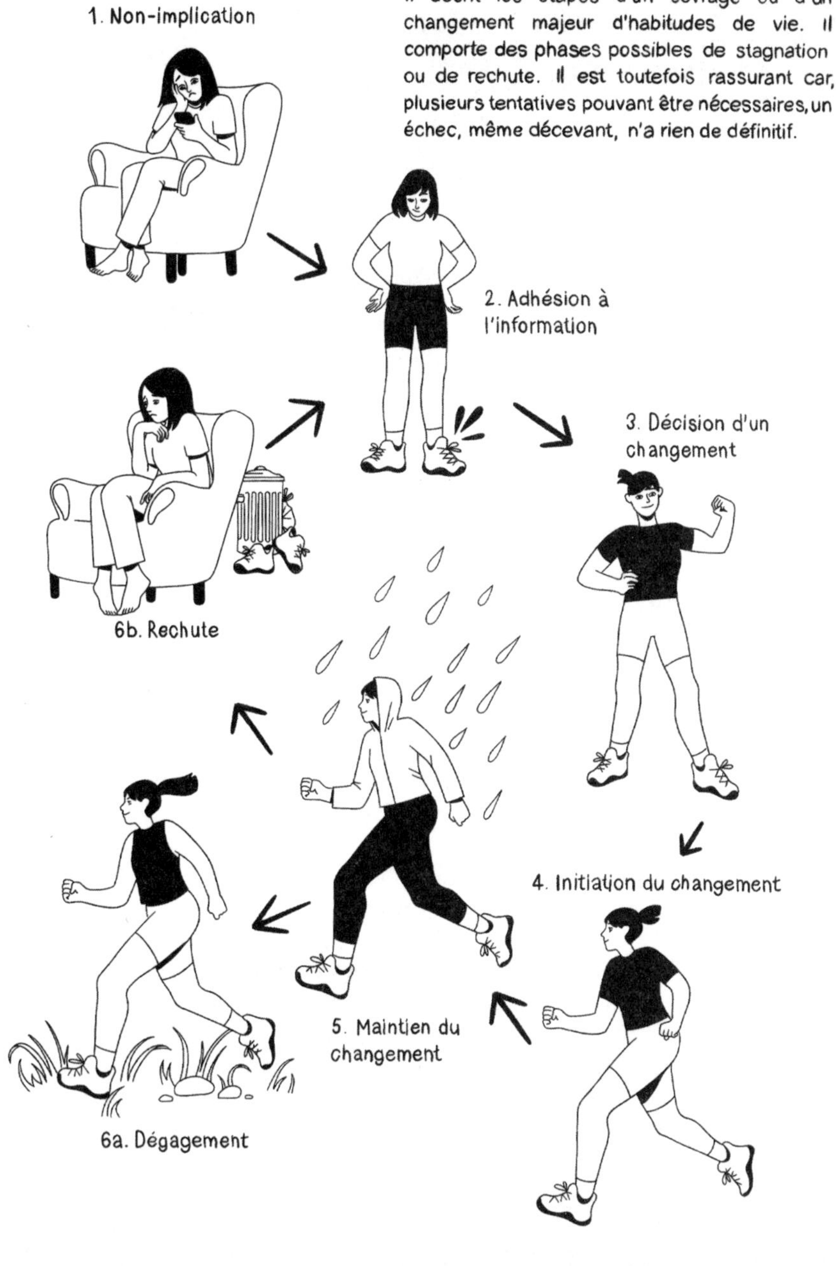

"Le succès n'est pas final.
L'échec n'est pas fatal.
C'est le courage de continuer qui compte[1]."
Winston Churchill, homme d'État

l'entourage, trouver un apéro sans alcool qui vous plaît... Même sans être alcoolique, vous pouvez parfaitement consulter un addictologue pour qu'il soutienne votre démarche. Vous ne prenez pas de temps pour des activités psychocorporelles telles que le yoga ? Réinterrogez vos priorités et les activités sans intérêt que vous pourriez supprimer. Le temps est certainement une des difficultés majeures de nos existences contemporaines. En manquer peut perturber tous vos plans, dans tous les domaines. Mais il est toujours possible de trouver une stratégie, d'opérer des choix sur le long terme, pour son mieux-être.

Enfin, si votre état de santé se dégrade malgré tous vos efforts, il faut se rappeler que la maladie (tant qu'elle ne tue pas et peut se surmonter) peut aussi être un puissant facteur de transformation. Elle nous permet parfois de prendre les décisions drastiques que nous ne nous étions pas autorisées auparavant. Le but est bien sûr d'éviter d'en arriver là, mais si la maladie survient, peut-être contient-elle aussi des germes de transformation positive.

"Si tu as du temps,
prends tous les jours une heure pour toi,
si tu n'en as pas prends-en deux[2] !"

1. Cité par Émilien Frey, "Le rôle du chef : donner du sens", *Inflexions*, vol. 3, n° 36, 2017.
2. Réflexion d'une cadre surbookée en burn-out lors d'une consultation à mon cabinet de médecine générale.

“L’annonce du cancer m’a forcée à réévaluer ce que j’avais envie de faire de ma vie. Il devenait impensable pour moi de continuer ce chemin tout tracé qui au fond ne m’intéressait pas[3].”

Au XXIe siècle, la fiction de la toute-puissance de l’individu lui délègue la responsabilité de tout ce qui lui arrive… Il culpabilise alors de ne pas parvenir à changer son comportement, en particulier pour le bien de sa santé. Mais est-il réaliste de demander à un enfant de ne pas manger les barres chocolatées d’un distributeur au collège ? À une personne seule et sans emploi de se libérer de jeux vidéo addictifs par sa seule volonté, et tant d’exemples où l’environnement est délétère ? Nous sommes influencés par les choix de notre société, ce qu’elle laisse comme liberté, ce qu’elle tolère comme influence, ce qu’elle refuse de réguler. Nous ne devons pas avoir à porter seul tout le poids de la responsabilité lorsque nous sommes submergés par ces influences.

Pour tenir bon, rappelons-nous que nous sommes des êtres sociaux et que lutter contre toutes les influences de cette société, seul, est titanesque. Pour agir sur les vrais leviers, il faut peser collectivement *via* des associations de patients soutenants, l’éducation thérapeutique ou encore auprès des associations qui tentent d’influencer les politiques de santé mais aussi les politiques générales (agronomiques, commerciales, transport, énergie, etc.) qui influent directement sur la santé.

3. Une patiente en consultation dont l’arrêt de travail forcé a été l’opportunité de reprendre des études qu’elle ne s’était pas autorisée à mener.

HOMO MEDICUS

C'est un être fictif obéissant à l'inefficace "théorie de l'action raisonnée" médicale. Celle-ci postule qu'il suffit d'informer les gens pour qu'ils adoptent le comportement idéal pour leur santé. Or, si nous buvons trop, fumons, nous surmenons, oublions le préservatif un soir d'aventure ou restons planté dans notre canapé, ce n'est pas parce que nous ignorons qu'il est risqué de se comporter ainsi. Nous devons concilier des logiques multiples et parfois contradictoires, de nature sociopsychologique, qui nous empêchent de réagir aussi mécaniquement.
Cette rationalité multiple condamne à l'échec de nombreuses campagnes de prévention, non parce que le public ne comprend pas, mais parce qu'il est soumis à d'autres logiques qui sont les vraies causes sur lesquelles on peut agir[1].

1. Patrick Peretti-Watel, "L'*Homo medicus*, cible idéale mais introuvable des campagnes de prévention", *ADSP*, *Principes et mise en œuvre de la prévention*, n° 83, juin 2013.

ET APRÈS

Vous avez surmonté les obstacles et bien compris ce qui vous convenait ou pas. Vous avez su mettre en œuvre des solutions efficaces et trouver des parades aux difficultés. Bref, vous avez réussi votre projet de reprise en main et votre santé s'est améliorée si ce n'est votre capital santé. Qu'allez-vous faire à présent ? Profiter tranquillement de ce confort ? Faire bénéficier d'autres de cette expérience et vous engager pour la santé de tous ?

Vous avez adopté une hygiène de vie et peut-être même opéré des changements plus ou moins drastiques dans votre existence. Parfait ! Mais peut-on être heureux et sain au milieu d'un océan de personnes en mauvaise condition physique et mentale ? D'ailleurs, si vous avez réussi à vous extraire d'un environnement pathogène, celui-ci n'a pas pour autant changé et il pourrait bien vous happer à nouveau dans ses inexorables logiques morbides.

Des mouvements sociaux animés par des patients et usagers de santé ont généré la loi Kouchner[1] de 2002 sur la démocratie sanitaire, loi qui a encore largement besoin d'être connue, développée et appliquée. Des associations s'activent pour faire bouger des lignes politiques et fournir soutien et information aux patients*. Ainsi, le sida et ses premiers traitements, initialement financièrement inaccessibles, ont catalysé l'émergence de contre-pouvoirs citoyens, dont certains très politisés comme Act up. Plus récemment, Diabète et Méchant dénonce la croissance exponentielle des prix de l'insuline, ou encore le Collectif Triplettes roses milite pour un meilleur accès à l'immunothérapie dans certains cancers du sein. Enfin, France Assos Santé œuvre à représenter la voix des usagers de santé et favoriser le partenariat professionnel de santé-patient.

1. Plus de la moitié des patients ignorent l'existence de cette loi d'après une enquête de l'Ordre des médecins en 2022. Elle concerne le droit d'accès au dossier et aux informations médicales, la désignation par le patient d'une personne de confiance, la représentation des patients à l'hôpital mais aussi à l'assurance maladie ou dans des commissions d'usagers. Méconnue et sous-utilisée, cette loi pourrait pourtant permettre d'améliorer la relation médecin-malade.

“Dans nos sociétés minées par l’essoufflement démocratique, les enjeux de santé imposent l’invention de modes de décision plus modernes[2].”

Si cette expérience de changement a bouleversé votre vision du monde, il se peut que vous souhaitiez en faire un métier, en devenant vous-même thérapeute ou en exerçant une activité reconnue (mais non rémunérée) de patient expert. Cependant, le nombre de personnes qui se reconvertissent dans les métiers du soin et de la santé augmente tellement qu’il interroge, certes, sur la perte de sens de nombre d’autres professions, mais aussi sur la pérennité de ces activités foisonnantes autour du soin.

Si l’inflation de l’offre de soins complémentaires révèle sans doute un authentique malaise social, on peut aussi considérer que la

DEVENIR PATIENT EXPERT POUR AIDER LES AUTRES*

Le patient expert, dit aussi patient partenaire ou pair aidant, apporte une expertise reconnue en éducation thérapeutique du patient (ETP). L’ETP consiste en des programmes coanimés par patients experts et soignants, visant à autonomiser le patient chronique et son entourage. Il existe pour les uns et les autres des formations dédiées et reconnues dont des “Universités des patients”. Les actions d’ETP mettent en œuvre la démocratie sanitaire, le patient (et son vécu) étant remis au centre d’une approche collaborative non verticale et non paternaliste. Ce sont aussi des espaces d’intégration où des approches non médicamenteuses sont souvent valorisées.

2. Rapport 2021 du Cercle Galien, groupe de réflexion pluridisciplinaire composé d’acteurs de santé.

société du profit non seulement tolère, mais aussi encourage un business de plus, tant que celui-ci ne la remet pas fondamentalement en cause, tout en s'abstenant d'en reconnaître la valeur thérapeutique par le remboursement. Produire et encourager à consommer des dizaines de milliers de compléments alimentaires modifie-t-il les pratiques de l'agrobusiness ou en est-il un corollaire ? Ne serait-ce pas une source de profit supplémentaire, nourrie par l'effondrement de la qualité nutritionnelle des aliments contemporains ? Pratiquer le développement personnel bouleverse-t-il les rapports au travail ou aide-t-il l'individu à se suradapter à des conditions absurdes ? Utiliser des plantes médicinales pour se "soigner naturellement" est une belle alternative lorsque les produits sont traçables, en circuit court et avec des pratiques éthiques[3].

DEVENIR THÉRAPEUTE ?

De 4 000 en 2002, le nombre d'ostéopathes serait passé à 36 861 en 2022 soit + 921 %[1]. Le nombre de naturopathes augmenterait lui de 20 à 25 % par an avec 6 000 praticiens en 2020[2]. Quant au nombre d'étudiants en école d'herboristerie, il a triplé entre 2008 et 2018 et a encore augmenté depuis, malgré l'absence de reconnaissance de leur diplôme depuis 1941[3]. Nombre des étudiants sont en reconversion après une première carrière souvent ressentie comme épuisante *(burn-out)*, ennuyeuse *(bore-out)* ou vide de sens *(brown-out)*. Enfin, le chiffre d'affaires du marché mondial des "médecines douces" était de 82,27 milliards de dollars en 2020 et devrait connaître une hausse annuelle de 20 % les dix prochaines années[4].

1. oosteo.com/blog/2022/02/etat-des-lieux-de-losteopathie-en-2022.
2. modelesdebusinessplan.com/blogs/infos/naturopathes-chiffres-donnees-statistiques.
3. senat.fr/notice-rapport/2017/r17-727-notice.html.
4. grandviewresearch.com/industry-analysis/complementary-alternative-medicine-market.

3. Il existe des labels et guides de pratiques écoresponsables qui protègent contre les dérives environnementales, éthiques et de qualité du marché mondialisé. Voir par exemple l'AFC : www.cueillettes-pro.org.

"Agir sur les déterminants socioéconomiques et environnementaux de santé : une priorité[4] !"

Pierrette Crosemarie

Mais quand le marché se nourrit de plantes ramassées anarchiquement par des cueilleurs pauvres des pays du Sud, il contribue au pillage de la nature et à l'effondrement de la biodiversité. L'intention individuelle est le plus souvent louable, mais dans tous les cas, si l'on veut réellement améliorer la santé collective, il faut agir sur ses principaux déterminants, qui sont socio-environnementaux.

Malades, non-malades, nombre d'entre nous rejoignent des associations et des groupes qui militent pour une amélioration des grands piliers de la santé. Leur question fondamentale est : peut-on

LUTTER ENSEMBLE CONTRE L'AGROBUSINESS

Pour vous libérer du business agroalimentaire, vous pouvez bien sûr commencer par modifier vos achats personnels et familiaux, privilégier des aliments produits en agroécologie, en circuit court et respectant la saisonnalité. Vous pouvez aller plus loin en partageant un jardin collectif ou même en cultivant plantes alimentaires et médicinales dans votre jardin ou sur votre balcon, en adoptant des variétés anciennes, en fréquentant les grainothèques. Vous pouvez encore participer à des ateliers de nutrition collectifs à vocation sociale et de santé que proposent de nombreuses associations. Enfin, vous pouvez soutenir Slow Food, Foodwatch, Mouvement des cuisines nourricières, Semences paysannes, CRBA*, Terre & Humanisme, etc., qui luttent contre l'alimentation ultratransformée, les dérives de l'agroalimentaire, valorisent la biodiversité culturale et militent pour l'agroécologie.

4. Pierrette Crosemarie, "Inégalités environnementales et sociales, identifier les urgences, créer des dynamiques", *Avis du Conseil économique social et environnemental*, janvier 2015.

Le concept One Health / Santé globale

La santé humaine est conditionnée à la santé de notre environnement, celle des autres humains, des animaux et de la nature qui nous abrite en son sein et nous nourrit.

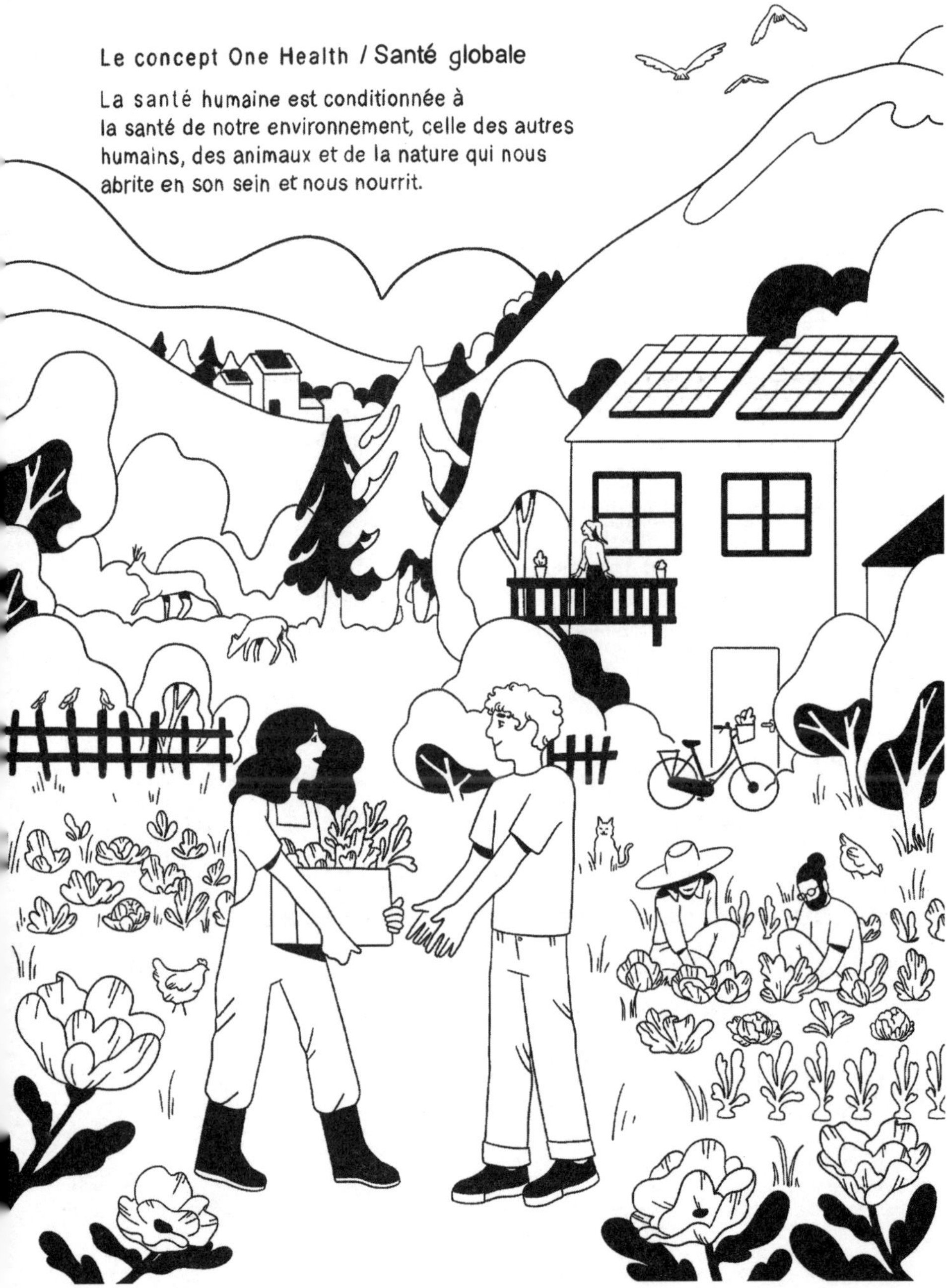

être en bonne santé dans un environnement pathogène ? Et ils interpellent sur l'inertie des pouvoirs publics en matière de santé environnementale. Car oui, protéger la santé collective est clairement du ressort du politique. Militer dans des associations qui encouragent à des changements sociétaux vous donnera sans doute l'impression moins directe d'aider les autres, alors qu'en réalité vous serez sans doute plus utile à la santé globale de la société qu'en devenant un énième thérapeute. Vous agirez en amont sur la vraie prévention.

Remettre en cause son mode de vie a des implications beaucoup plus profondes sur le système de santé, de production agroalimentaire, l'organisation du travail, l'accélération permanente des rythmes sociaux, l'utilisation de nos failles cognitives par les nouveaux moyens de communication, plutôt qu'avaler un comprimé, même de phytothérapie ou d'homéopathie, soulageant temporairement sans rien changer aux causes. Prendre en main sa santé a inévitablement une dimension politique et économique. À vous de vous en emparer, à votre façon.

"À chaque instant, aux quatre coins du monde, une nouvelle conscience collective grandit, ayant compris les limites du système érigé au cours des dernières décennies, désireuse de le faire évoluer dans le respect de la nature, pour sa santé, celle de ses enfants et de la planète[5]."

Anthony Berthou

5. Anthony Berthou, *Du bon sens dans notre assiette*, Actes Sud, 2023.

J'achève la rédaction de ce livre qui a accompagné au fil des mois nombre de transformations dans ma propre vie. Je quitte mon poste de médecin généraliste pour démarrer une nouvelle activité médicale, centrée sur la prévention secondaire du cancer. Ce renouveau professionnel suit une démarche de reprise personnelle vers un rythme plus physiologique, d'attention plus soutenue à mon alimentation, de reconsidération de mes émotions. Simultanément, la guerre en Ukraine relance l'agriculture productiviste, ajoute à l'écodépression le poids d'incessants conflits humains. Le dernier rapport du Giec nous donne trois ans pour changer radicalement nos modes de vie pendant que nous avalons l'équivalent d'une carte de crédit de plastique chaque mois et que la sécheresse sévit… Notre santé ne se jouera que sur une prise de conscience et une action à la fois individuelle et collective.

POUR EN SAVOIR PLUS

NUTRITION

Marie Chioca, *Les Secrets de la cuisine à IG bas*, Terre vivante, 2018.
Collectif La Nutrition, *Le Bon Choix au supermarché*, Thierry Souccar Éditions, 2022.
Gilles Daveau, *Manger moins (et mieux) de viande*, Actes Sud, “Je passe à l’acte”, 2017.
Gilles Daveau, *Le Manuel de cuisine alternative*, Actes Sud, “Domaine du possible”, 2014.
Gilles Daveau et Bruno Couderc, *Cuisiner simple et bon*, Actes Sud, “Je passe à l’acte”, 2019.
Anthony Fardet, *Pourquoi tout compliquer ? Bien manger est si simple*, Thierry Souccar Éditions, 2021.
Marie-Claire Frédéric, *Aliments fermentés, aliments santé. Méthodes, conseils, recettes*, Alternatives, 2021.
Thierry de Lestrade, *Le Jeûne, une nouvelle thérapie ?*, La Découverte, 2013.
Valter Longo, *Le Régime de longévité*, Actes Sud, 2016.
Michel de Lorgeril, *Le Nouveau Régime méditerranéen. Pour protéger sa santé et la planète*, Terre vivante, 2015.
Xavier Mathias, *Faire connaissance avec les légumes*, Actes Sud, “Je passe à l’acte”, 2019.
www.foodwatch.org/fr.
https://travail-transitions.fr/qui-sommes-nous/mouvement-des-cuisines-nourricieres.
www.lanutrition.fr.
Stages de nutrition Terre & Humanisme : https://formation.terre-humanisme.org/calendriers.

ACTIVITÉ PHYSIQUE / THÉRAPIES PSYCHOCORPORELLES / RESPIRATION

Stéphanie Brillant, *L'Incroyable Pouvoir du souffle*, Actes Sud, "Domaine du possible", 2021.
Philippe Filliot, *Le Yoga comme art de soi*, Actes Sud, "Le Souffle de l'Esprit", 2012.
David Le Breton, *Marcher. Éloge des chemins et de la lenteur*, Métailié, 2012.
David O'Hare, *Cohérence cardiaque 3.6.5*, Thierry Souccar Éditions, 2019.
Guy Thibault et André Roy, *Les Bienfaits de l'activité physique pour tous !*, Sport et Santé, 2009.
www.france-assos-sante.org/2018/12/03/activite-physique-adaptee-conseils-pratiques-pour-lintegrer-dans-son-parcours-de-soins.

SOMMEIL

Brice Faraut, *Sauvés par la sieste*, Actes Sud, "Questions de santé", 2021.
Patrick Lemoine, *Docteur, j'ai mal à mon sommeil*, Odile Jacob, 2021.
https://reseau-morphee.fr.

ÉMOTIONS, RYTHME ET QUALITÉ DE VIE

Christophe André, *Imparfaits, libres et heureux. Pratiques de l'estime de soi*, Odile Jacob, 2009.
Sébastien Bohler, *Le Bug humain. Pourquoi notre cerveau nous pousse à détruire notre planète et comment l'en empêcher*, Robert Laffont, 2019.
Sébastien Bohler, *Où est le sens ? Les découvertes sur notre cerveau qui changent l'avenir de notre civilisation*, Robert Laffont, 2020.
Fleur Daugey, *Procrastiner pour mieux créer*, Actes Sud, "Je passe à l'acte", 2021.
Michel Le Van Quyen, *Cerveau et nature. Pourquoi nous avons besoin de la beauté du monde*, Flammarion, 2022.
Nelly Pons, *Choisir de ralentir*, Actes Sud, "Je passe à l'acte", 2017.
Hartmut Rosa, *Résonance. Une sociologie de la relation au monde*, La Découverte, 2018.

SANTÉ COLLECTIVE, DÉMOCRATIE SANITAIRE

Alexandre Biosse Duplan, *Démocratie sanitaire. Les usagers dans le système de santé*, Dunod, 2017.
Ivan Illich, *Némésis médicale. L'expropriation de la santé*, Seuil, 1975.
Catherine Tourette-Turgis, *L'Éducation thérapeutique du patient. La maladie comme occasion d'apprentissage*, De Boeck, 2015.
https://universitedespatients-sorbonne.fr.
www.france-assos-sante.org/2018/03/30/education-therapeutique-pour-qui-pourquoi.
www.helloasso.com/associations/diabete-et-mechant.

INTERVENTIONS NON MÉDICAMENTEUSES / THÉRAPIES COMPLÉMENTAIRES

Brent Bauer, *Guide de médecine intégrative de la Clinique Mayo. Quand la médecine conventionnelle s'allie à la médecine complémentaire*, Planète santé, 2020.
Brigitte Karleskind, *Guide pratique des compléments alimentaires*, Thierry Souccar Éditions, 2014.
Aline Mercan, *Manuel de phytothérapie écoresponsable. Se soigner sans piller la planète*, Terre vivante, 2021.
Grégory Ninot, *Guide professionnel des interventions non médicamenteuses. Évaluation, réglementation, utilisation*, Dunod, 2019.
https://npisociety.org.

MERCI À

Mes patients, qui m'ont tant appris et m'apprennent encore à travers leurs expériences et leurs réflexions sur la santé et la maladie.
Un épisode de sciatique qui m'a permis d'objectiver et d'appliquer un certain nombre de principes exposés dans cet ouvrage.
Agnès Galletier et Françoise Vernet pour avoir initié ce projet, et tout particulièrement Agnès pour m'avoir orientée par ses relectures aiguisées et sa patience.
L'association À chacun son Everest, qui m'a fait découvrir la puissance thérapeutique du groupe.
Alice Desclaux, sans laquelle je ne serai pas allée au bout de mon parcours en anthropologie de la santé.
Anne, Sophie, Marine, Claire, Delphine, Thierry, Pierre, Madina pour la qualité de nos échanges et leur bonne humeur.

DANS LA MÊME COLLECTION

BRASSER SA BIÈRE
Charlotte et Alexis Champoiseau, Claire Sejournet, illustrations d'Emmanuelle Teyras, 2021

CHANGER L'ÉCOLE DE L'INTÉRIEUR
Philippe Viard et Claude Fauque, illustrations d'Ivan Loncle, 2021

CHOISIR DE RALENTIR
Nelly Pons, illustrations de Pome Bernos, 2017

CHOISIR DES VACANCES SOLIDAIRES
Véronique Bury et Marie-Noëlle Himbert, illustrations de Philomène Longchamp, 2018

COMPOSER SA PHARMACIE NATURELLE MAISON
Sylvie Hampikian, illustrations de Valentina Principe, 2018

COMPRENDRE LES ENFANTS POUR MIEUX LES ÉDUQUER
Isabelle Peloux, illustrations d'Étienne Friess, 2019

CUISINER CRU ET VIVANT
Le sens du poil, 2022

CUISINER SIMPLE ET BON
Gilles Daveau et Bruno Couderc, illustrations de Fanny Coutin, 2019

DÉBUTER SON POTAGER EN PERMACULTURE
Nelly Pons, illustrations de Pome Bernos, 2017

DÉCOUVRIR LES VINS BIO ET NATURE
Olivier Le Naire, illustrations de Zoé Thouron, 2018

DÉPLASTIFIER SA VIE
Nelly Pons, illustrations de Pome Bernos, 2022

DEVENIR CONSOM'ACTEUR : LE GLUTEN
Angèle Ferreux-Maeght et Violette Queuniet, illustrations de Le Cil Vert, 2021

DEVENIR CONSOM'ACTEUR : L'HUILE DE PALME
Emmanuelle Grundmann, illustrations d'Adrienne Barman, 2018

ENGAGER SON ENTREPRISE DANS LA TRANSITION
Édouard Sellier, illustrations de Matthieu Marty, 2020

FAIRE CONNAISSANCE AVEC LES LÉGUMES
Xavier Mathias, illustrations de Cécilia Pepper, 2019

FAIRE LA FÊTE SANS DÉTRUIRE LA PLANÈTE
Emmanuelle Vibert, illustrations de Le Cil Vert, 2017

FAIRE PROGRESSER SON POTAGER EN PERMACULTURE
Xavier Mathias, illustrations de Cécilia Pepper, 2018

MANGER MOINS (ET MIEUX) DE VIANDE
Gilles Daveau, illustrations d'Étienne Friess, 2017

MÉDITER PUIS AGIR
Youki Vattier, illustrations de Lisa Zordan, 2017

METTRE DE L'ÉTHIQUE DANS SES COSMÉTIQUES
Claire Sejournet, illustrations d'Emmanuelle Teyras, 2020

MIEUX S'INFORMER
Anne-Sophie Novel et Natacha Bigan, 2023

MOINS D'AUTO POUR ALLER AU BOULOT
Corentin Le Martelot, illustrations de Younn Locard, 2017

MONTESSORI À LA MAISON – 0-3 ANS
Nathalie Petit, illustrations de Virginie Maillard, 2017

MONTESSORI À LA MAISON – 3-6 ANS
Nathalie Petit, illustrations de Pauline Amelin, 2019

MONTESSORI À LA MAISON – 6-9 ANS
Nathalie Petit, illustrations de Pauline Amelin, 2020

MONTESSORI À LA MAISON – 9-12 ANS
Nathalie Petit, illustrations de Pauline Amelin, 2018

MONTESSORI À LA MAISON – 12-15 ANS
Nathalie Petit, illustrations de Pauline Amelin, 2021

OSER PRENDRE LA PAROLE
Aurore Debierre, illustrations de Lauranne Quentric, 2019

PLANTER UN ARBRE
Ernst Zücher, illustrations de Caroline Attia, 2021

PROCRASTINER POUR MIEUX CRÉER
Fleur Daugey, illustrations de Marie de Monti, 2021

(RÉ)APPRENDRE À RESPIRER
Stéphanie Brillant, illustrations de Gomargu, 2023

REDONNER DU POUVOIR À SON ARGENT
Julien Vidal, illustrations de Le Cil Vert, 2020

(RE)DEVENIR PAYSAN
Jacques Caplat, illustrations de Mélaka, 2022

RÉENCHANTER LA MORT
Youki Vattier, illustrations de Marie Bélorgey, 2018

RÉNOVER UNE VIEILLE BÂTISSE
Agnès Galletier, illustrations de Pome Bernos, 2017

RÉPARER NOS OBJETS ENSEMBLE
Aude Raux et Marie-Noëlle Himbert, illustrations de Jean-Jean Arnoux, 2017

REPENSER NOS RITUELS : LE MARIAGE
Nelly Pons, illustrations d'Evelyne Mary, 2019

S'ENGAGER DANS UNE AMAP
Françoise Vernet et Marie-Noëlle Himbert, illustrations de Cécilia Pepper, 2017

S'ÉVEILLER À LA NATURE AVEC UN ENFANT
Emmanuelle Grundmann, illustrations d'Élodie Balandras, 2022

S'HABILLER MIEUX EN ACHETANT MOINS
Claire Sejournet, illustrations d'Emmanuelle Teyras, 2022

S'UNIR POUR MIEUX SE NOURRIR
Violette Queuniet, illustrations de Le Cil Vert, 2023

SE RELIER AU VIVANT
Géraldine Lemaître Renault, illustrations d'Evelyne Mary, 2023

TENDRE VERS LA SOBRIÉTÉ NUMÉRIQUE
Frédéric Bordage, illustrations de Marie Morelle, 2021

VIVRE AVEC L'ÉCO-LUCIDITÉ
Tanguy Descamps & Maxime Ollivier, illustrations d'Orégane Plailly, 2024

Ouvrage réalisé par l'atelier graphique d'Actes Sud.
Achevé d'imprimer en décembre 2023 par Normandie Roto Impression s.a.s. (France)
sur papier fabriqué à partir de fibres issues d'une sylviculture responsable
pour le compte des éditions Actes Sud, Le Méjan, place Nina-Berberova, 13200 Arles.
N° d'impression : 2304580

Dépôt légal 1re édition : mars 2024